就想要个小宝宝

轻松备孕180天

熊瑛\主编

江西科学技术出版社

图书在版编目（CIP）数据

就想要个小宝宝，轻松备孕180天 / 熊瑛主编. --
南昌：江西科学技术出版社，2017.10
　　ISBN 978-7-5390-5666-1

　　Ⅰ. ①就… Ⅱ. ①熊… Ⅲ. ①优生优育－基本知识
Ⅳ. ①R169.1

中国版本图书馆CIP数据核字 (2017) 第217849号

选题序号：ZK2017223
图书代码：D17060-101
责任编辑：张旭　王凯勋

就想要个小宝宝，轻松备孕180天

JIUXIANG YAOGE XIAOBAOBAO, QINGSONG BEIYUN 180 TIAN

熊瑛　主编

摄影摄像	深圳市金版文化发展股份有限公司
选题策划	深圳市金版文化发展股份有限公司
封面设计	深圳市金版文化发展股份有限公司
出　版	江西科学技术出版社
社　址	南昌市蓼洲街2号附1号
	邮编：330009　电话：（0791）86623491　86639342（传真）
发　行	全国新华书店
印　刷	深圳市雅佳图印刷有限公司
尺　寸	720mm×1020mm　1/16
字　数	100 千字
印　张	12
版　次	2017年10月第1版　2017年10月第1次印刷
书　号	ISBN 978-7-5390-5666-1
定　价	35.00元

赣版权登字：03-2017-310

在最恰当的时机遇见你未来的宝宝

曾经有一对忧心忡忡的夫妻找到了我，妻子 38 岁，丈夫 39 岁。小夫妻俩家境殷实，目前经营一家业务稳定的工厂。年轻时，夫妻俩因为创业而错过了最佳的生育年龄，如今，一切都准备好了，孩子却迟迟不来……

这些年来，我接待过很多对类似的夫妻，他们都有一个共性：女性在 25 ~ 29 岁这个最佳的生育阶段时，不是攻读学业就是忙于事业，把婚姻生育放在一边不予考虑，等到学业、事业成功，有房有车，能给未来的孩子创造好的养育条件时，自己已进入 35 岁左右的中年状态，这时急着要孩子，孩子却因为各种原因不能"如约"前来。

女性到了 35 岁之后，卵巢功能开始衰退，卵子质量下降，各种妇科病接踵而至，一些炎症乘虚而入，久治不愈，常常导致难以怀上孩子，又要花更多的时间、精力与金钱去治疗，岂不是得不偿失？

席慕蓉的一句诗"如何让我遇见你，在我最美丽的时候"，让万千渴望爱情的男女"心有戚戚焉"。其实，生孩子又何尝不是如此？只有在最恰当的时机孕育，才能及时抓住幸福。否则，错过了机会，就有可能永远不能拥有属于自己的孩子。这将是人生多么大的遗憾和不可承受的悲痛？

为了你的孩子能如约前来报到，为了让你的孩子赢在起跑线上，请重视孕前准备吧，孕前点点滴滴的付出和努力能无限扩大到孩子的未来上。最后，祝愿天下所有的父母都能在最恰当的时光遇见未来的宝宝、拥有健康可爱的宝宝！

目录 contents

Chapter 1　孕前必修课：优生优孕知识早知道

一、受孕的奇妙之旅

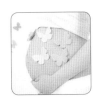

二、遗传与优生的秘密

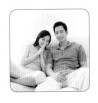

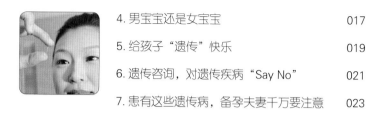

三、怀孕与优生的奥妙

四、解读不孕不育症

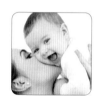

Chapter 2　孕前检查：孕育优质宝宝

一、孕前检查是受孕的必选项

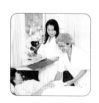

二、孕前口腔检查

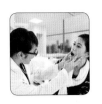

三、孕前防疫

四、孕前 TORCH 检查

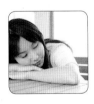

五、孕前疾病早治疗

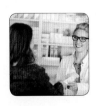

Chapter 3　孕前吸养：好"孕"十足

一、孕前营养准备

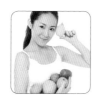

二、调适体重，让你轻松受孕

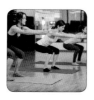

三、女性备孕时需补充的营养素

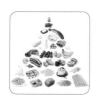

四、男性备孕时需补充的营养素

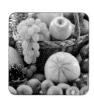

五、孕前饮食红绿灯

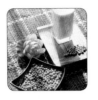
Chapter 4　调理生活：幸"孕"宝宝

一、回归健康、有序的生活

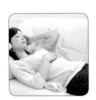
二、生活环境的选择

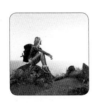
三、来点"孕"动力

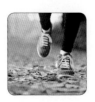

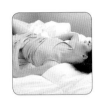
四、调节心理交好"孕"

五、天使降临,好"孕"来了

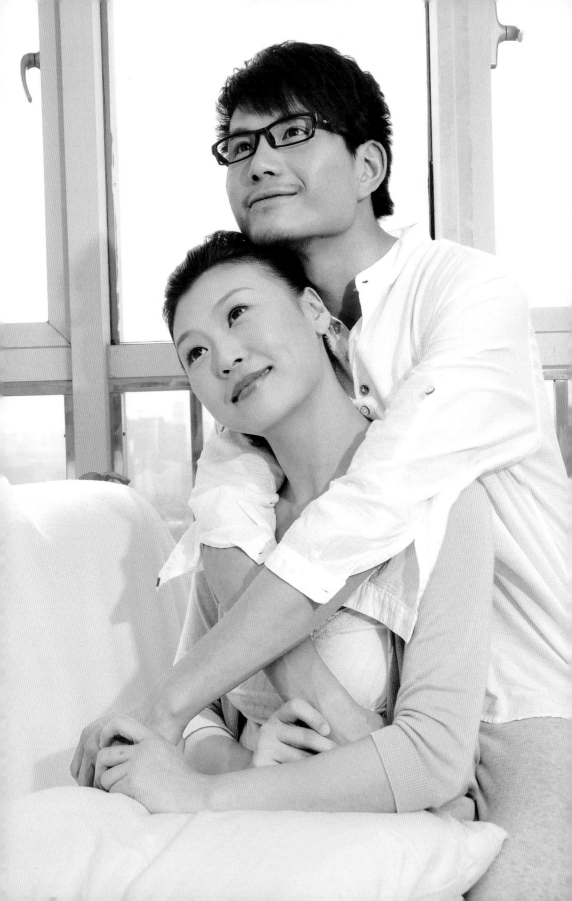

Chapter 1　孕前必修课：
优生优孕知识早知道

所有父母都希望自己的孩子能聪明健康。

对于准备生育的夫妻而言，优生是一项伟大而神秘的工程，他们对此充满着疑问，如：孕育一个优质宝宝的起点是从受精卵形成的那一刻起吗？据说排卵期同房更有利于受孕，那么如何预测自己的排卵期，提高受孕率呢？

"儿子像妈妈，女儿像爸爸"，这种说法正确吗？

宝宝的外貌及身体特征和父母的外貌及身体特征有什么联系呢？

宝宝的智力可以遗传吗？……

针对以上这些疑问，我们将在本章中一一做出解答。

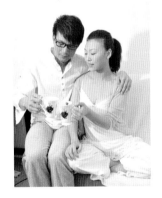

受孕是一个奇妙而复杂的生理过程。精子与卵子的相遇和结合虽然只是一瞬间，但为了这一瞬间的相遇，"成功问鼎"的精子可是要经历"千山万水"的跋涉，PK掉千千万万个精子，才能和自己"朝思暮想"的卵子结合在一起哦！

1. 受孕必备的身体"硬件"

新生命的到来，从来都不是一件简单的事，顺利受孕，需要备孕夫妻的身体具备一定的"硬件"。在这些"硬件"中，只要有一个不正常，"公主"卵子就无法和她的"白马王子"精子相遇。那么，备孕夫妻需要具备的基本"硬件"有哪些呢？

女性需要具备的身体"硬件"

卵巢——尽职尽责的卵子管家 育龄女性的卵巢有两个，分别位于子宫两侧，其形状为扁椭圆形，如枣大小。这对小小的器官所肩负的重大使命之一就是——掌管女性一生所有的卵子的产生和释放。性成熟期每月发育一批卵泡，其中一般只有一个优秀的卵泡可以完全成熟并排出卵子。每个月经周期，女性的卵巢都会尽职尽责地释放出一颗卵子。如果备孕女性的卵巢功能不全，就会使受孕的概率大大降低。

输卵管——卵子和精子相遇的独木桥 女性卵巢所释放的卵子将会被输卵管伞端捡拾起来，之后借助外力在输卵管腔内移动到特定位置，也就是约会地点。并在这里等待与精子相会。这就要求备孕女性的输卵管必须畅通无阻，这样才可以让"公主"卵子和她的"白马王子"精子顺利相遇、结合并将它们"爱的结晶"——受精卵成功输送到子宫腔内最舒适的地方着床、生长。

子宫——孕育胎儿的"家" 子宫是备孕女性孕育胎儿的场所，良好的子宫内环境对受精卵的着床和发育十分重要。受精后，受精卵在输卵管内一边分裂发育一边逐步向子宫腔移动，到达子宫腔一定位置后，黏附在子宫内膜上，并逐渐被包埋，这个小生命就开始扎根生长了，子宫就像家一样呵护着它的成长，这时子宫内膜为胚胎早期的发育提供必需的、充足的营养，这样胚胎才能慢慢长大。受精卵利用子宫内膜层丰富的养分作为胚胎早期发育的营养，然后逐渐发育为胎儿。如果备孕女性子宫内部存在炎症或肿瘤的话，便会让历经千辛万苦到达子宫的受精卵遭遇被淘汰的厄运。

宫颈——孕育的通道　备孕女性必须要有健康的子宫颈。在性交过程中，精子由子宫颈进入子宫，然后进入输卵管和卵子相遇。只有当备孕女性拥有健康的子宫颈时，其子宫颈黏液才会变得清亮，才能为通过的精子提供营养和通道。相反，如果备孕女性患有宫颈病变，可能会导致子宫颈黏液变得过于黏稠等，不利于精子进入，那样的话，夫妇受孕、生子的期望就变成了泡沫。

男性需要具备的身体"硬件"

睾丸——生产精子的"工厂"　睾丸位于备孕男性的阴囊内，是产生精子的地方。在受孕过程中，备孕男性能否提供正常的精子是影响受孕的第一要素。一般来说，成年男性一次射出的精液量为 3 ～ 6 毫升，当中含有上亿个精子。精子里的"体弱病残者"首先会被女性阴道的酸性环境淘汰掉，只有约 20 万个"健壮"的精子会穿过阴道进入子宫，其中速度最快、最强的"优胜者"才能通过输卵管与卵子相遇，发生奇妙的"生命之吻"。

输精管——运送精子的通道　备孕男性的精子通过输精管由附睾输送到前列腺、尿道，从而射出体外。若备孕男性输精管堵塞，则会导致精子难以顺利进入备孕女性阴道内，无法和卵子相遇受精。

副性腺——精浆的制造者　副性腺包括精囊腺、尿道球腺和前列腺，是产生精浆的主要腺体。精浆是运输精子必需的润滑剂，它能够在精子排出体外的一刹那与之接触，有助于精子和卵子结合。若副性腺不能正常产生精浆，精子就无法顺利地通过输精管与卵子相遇、结合。

2. 神奇的受孕之旅

受孕过程是一个十分复杂的生理过程，是备孕夫妻双方的事情。备孕男性生产出可正常活动的精子，备孕女性的卵巢排出正常的卵子，卵子和精子在输卵管内相遇并结合成一个新的细胞，称之为"受精卵"或"孕卵"，这一过程就是受精的过程。当"公主"卵子和"白马王子"精子结合成为受精卵后，靠着输卵管肌肉的蠕动和输卵管黏膜纤毛上皮的纤毛摆动，"爱的结晶"会从相会的地方向定居地——子宫腔慢慢地移动。在受精 4 ~ 5 天后，受精卵便会到达子宫腔内。在此期间，受精卵一边憧憬着到达子宫的幸福，一边像桑树的果实一样分裂——经过多次分裂变化成为囊胚；另一方面，子宫也在为孕育一个新生命而积极地做着准备，受精卵的床——子宫内膜在女性雌激素的作用下变得像海绵一样柔软、丰厚肥沃。再经过 3 ~ 4 天的时间，囊胚便会和子宫内膜相结合。当它完全嵌入子宫内膜而着床，这时，播种的过程就结束了，孕育新生命的过程真正地开始了。

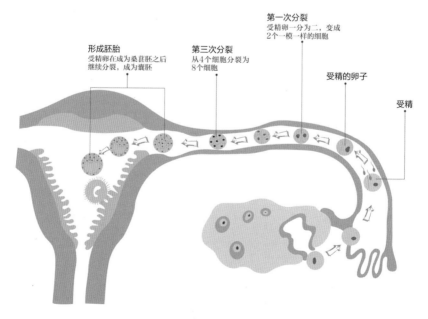

排卵和受精的过程

3. 计算排卵期，提高受孕率

备孕女性在排卵期当天及前 3 天受孕率较高，而在排卵当天，受孕率最高。为了更加顺利地受孕，备孕女性应该在孕前了解自己的排卵期，做好合理的受孕计划。下面，就一起来看看以下几种预测排卵期的方法吧！

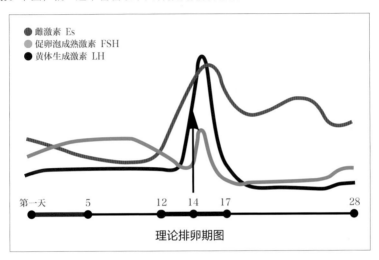

理论排卵期图

排卵检测试纸法

排卵检测试纸法是通过一个简单的尿样检查，帮助女性提前 20 ~ 44 小时准确地检测到排卵，以增加怀孕概率。现在很多女性都依靠排卵试纸来帮助提高受孕的概率。排卵检测试纸可以在药店或在医院买到，备孕女性可在家里自行进行检测。

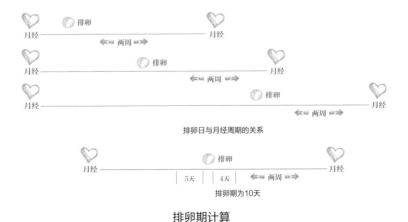

排卵日与月经周期的关系

排卵期计算

方法： 取得晨尿，按试纸使用说明将试纸浸入尿液中，若体内黄体生成素含量将达到峰值（也就是排卵期），则试纸的颜色会发生改变，表示备孕女性即将排卵（具体的方法不同的试纸有所不同，详细参考试纸说明使用）。

月经周期推算法

按月经周期推算女性排卵期的方法为月经周期推算法，又称为日历法。女性的月经和排卵受脑下垂体和卵巢的内分泌激素的影响而呈现出周期性变化，而排卵发生在月经开始的第 14 天左右。根据排卵和月经之间的关系，备孕女性可以按月经周期推算出排卵期。此法较适合月经周期比较规律的备孕女性。

方法： 大多数女性的排卵发生在两次月经中间，即下次月经来潮前 14 天。为了保险起见，我们将排卵期的前 5 天和后 4 天，以及排卵日共 10 天的时间称为排卵期。如下图所示，若备孕女性下次月经来潮日为当月的 28 日，则该月的 14 日为该女性的排卵日，加上排卵期的前 5 天和后 4 天，即 9 ～ 18 日为该女性的排卵期。

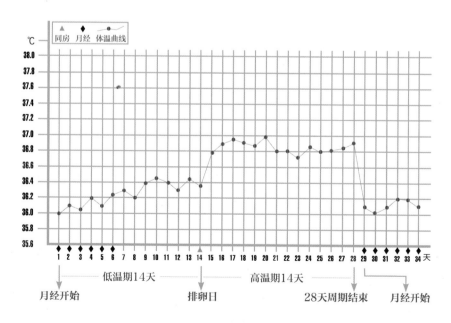

正常排卵的曲线表

基础体温测定法

基础体温的变化和女性排卵有着极为密切的关系，因此，基础体温测定法是备孕女性掌握自己排卵期的较为科学的方法。此法简单、易行，但需要坚持数月。备孕女性若月经周期不规律，则可以采取基础体温测试法来预测排卵期。基础体温（BBT）为女性经 6～8 小时的睡眠后醒来，在尚未进行任何活动之前所测得的体温。基础体温通常是人体一昼夜中的最低温度。一般来说，育龄女性排卵前期基础体温会有所下降，排卵后的基础体温比排卵前高 0.3～0.5℃，在月经前1～2 天或月经来潮第 1 天体温降至排卵前的水平。下个月的基础体温再次重复这种变化。

方法： 准备一个电子体温计（也可用水银体温计），每晚临睡前将体温计放在枕边易取之处，第二天早上睡醒后，在不说话和未做任何活动的情况下，静躺5 分钟后，将体温计放于舌下或腋下，5 分钟后取出，将得到的结果记录在下边的基础体温记录单上。

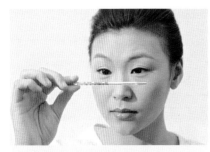
水银体温计

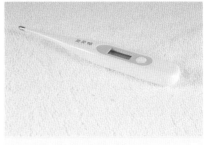
电子体温计

推断排卵期： 将一个月经周期每天的基础体温连接成线，基础体温从低转高的时间就是排卵时间。测基础体温需注意：备孕女性应尽量固定在早上 5～7 点测量基础体温，一般前后相差不超过半小时为佳。测量体温前严禁翻身、起床、大小便、吸烟、进食、谈话等。

宫颈黏液观察法

宫颈黏液观察法是建立在了解月经周期中宫颈黏液呈周期性变化的基础上的。

备孕女性若是学会掌握观察自身宫颈黏液的周期性变化，也可以由此判断出自己是否处于排卵期。备孕女性识别宫颈黏液的最有效方法就是，每天晚上记录下自己所观察到的宫颈黏液的性状，一般来说，观察一个月后，备孕女性就可以基本掌握自身宫颈黏液的周期性变化。

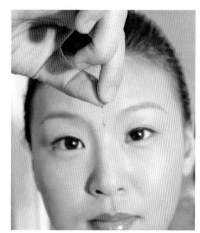

不易受孕型宫颈黏液：月经周期中的早期黏液。月经干净后会有少量黏液，自己在上洗手间时不易察觉，量少。这时外阴部呈干燥状而无明显湿润感，此时内裤上一般不会沾到黏液，这种情况可持续3天左右。

易受孕型宫颈黏液：上述的情况持续3天后，也就是月经周期中的第9~10天以后。随着女性卵巢中卵泡发育，雌激素水平升高，备孕女性会感觉到外阴不那么干燥，阴部分泌物也逐渐增多，且分泌物的性状由乳白色黏液逐步转变成透明丝状黏液，上洗手间时经常会有长条状分泌物垂下，似丝线状。同时外阴部有明显湿润感。这预示着排卵期将至。可以妊娠的时间是，排卵前有黏液的日子到排卵后的3天内。

极易受孕型宫颈黏液：随着排卵期的临近，黏液变得越来越清澈、越来越稀薄，黏液量也日益增多，有滑溜感，且拉丝度极好，这是极易受孕型宫颈黏液。此时期就是月经周期中受孕的黄金时间，即"受孕峰日"，在这几天同房，女性更易成功受孕。

排卵信号观察法

除了通过上述方法来预测排卵日外，备孕女性还可以通过观察以下身体变化来协助判断排卵日是否来临。

排卵期腹痛：一般来说，女性在排卵期不会有不适的感觉，但有一些女性因痛感神经十分敏感，会在排卵时感到下腹部尤其是侧面隐隐作痛，这被称为"排卵痛"。备孕女性出现排卵期腹痛也可能是排卵的信号。

排卵期出血： "排卵期出血"是指一些女性会在两次月经中间出现阴道少量出血的情况，这种情况一般会持续半天或几天，有时候还会伴有轻微的腹痛或腰痛。之所以会出现排卵期出血的情况，是因为卵泡破裂，排卵后雌性激素水平下降，难以维护子宫内膜的正常生长而发生子宫内膜突破性出血。如果只是偶尔出现一次排卵期出血的情况，且出血时间不长，量也不多，备孕女性则无须为此而担心。但如果备孕女性经常出现排卵期出血且出血量多，腹痛不适，建议备孕女性尽快去医院就诊。

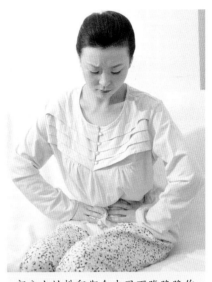

部分女性排卵期会出现下腹隐隐作痛的症状

白带拉丝： 在排卵前2～3天，备孕女性的阴道会变得越来越湿润，白带明显增多，且像鸡蛋清一样清澈透明，还可以拉出很长的丝，这种情况会持续3～5天的时间。当出现这种现象时，也表示备孕女性正处于受孕黄金期。

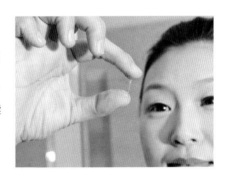

4. 怀孕的小信号，你 get 到了吗

很多女性在第一次升级为孕妈妈时，通常无法及时察觉自己怀孕的事实，往往在怀孕1～2个月后才发现自己怀孕了，这不但在一定程度上延误了女性进入怀孕角色的时机，而且还可能会因为孕妈妈未能及时调整自己的生活、饮食习惯而对胎儿造成伤害。那么，女性应如何及时获知自己怀孕的消息呢？

女性在怀孕以后，身体会发生一些变化来传达"有喜"的信号，充分了解这些信号，不但可以让备孕女性及时发现自己怀孕，还能让那些意外怀孕的女性及时发现孕况并去医院检查。一般来说，当你怀孕后，身体会发出如下信号。

"好朋友"没来

已到育龄的女性，每隔 1 个月左右就会排出 1 个成熟的卵细胞，如果和精子相遇形成受精卵，月经便不会来潮。如果备孕女性平时月经很准时，而这个月却过了十来天月经都还没来，那么首先应该考虑自己是否怀孕了。如果备孕女性平时月经不准，就要多留意一下自己的身体是否还有其他怀孕的信号。备孕女性在一些特殊的情况下，如环境改变、过度疲劳、突然受刺激、发热、精神过度紧张等，都会导致月经推迟，备孕女性应注意区别。

早孕反应

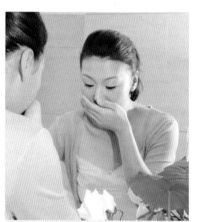

大部分女性在怀孕 40 天左右（过了月经日期 10 天左右）会出现早孕反应，即恶心、呕吐、胃口不好等。这种现象大多发生在早晨，因此也被称为晨吐。当孕妈妈闻到油腻味或其他特殊气味时更易呕吐，严重时还会出现头晕、乏力等现象。女性在怀孕后还会变得挑食，其饮食嗜好也可能发生改变，如有的孕妈妈一会儿想吃这种食物，一会儿又想吃那种食物；有的孕妈妈则是平时喜欢吃的东西不想吃

恶心、呕吐这种现象大多发生在早晨，因此也被称为晨吐

了，而讨厌的食物反倒很想吃。最为常见的则是，孕妈妈在怀孕后特别喜欢吃酸、甜和清淡的食物，厌恶油腻荤腥等食物。

乳房变化

大多数女性在怀孕 1 个多月后，很可能会感到乳房发胀偶伴有轻微的刺痛，同时还能观察到乳晕颜色加深。这是因为在女性怀孕后，体内激素水平发生变化使乳房的血液供应加强，这也是为以后的哺乳做准备啦！

妊娠初期易疲劳

女性怀孕后，由于受激素分泌的影响，身体易感到疲劳，对任何事都提不起兴趣。如果向来精力充沛的备孕女性突然出现这种情况，就要考虑自己是否怀孕了。

基础体温居高不下

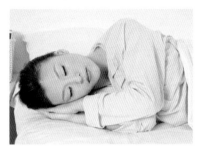

一般女性正常的基础体温呈双向曲线，即排卵前较低，排卵后会升高。在备孕女性怀孕后，除了上面所说的身体信号，女性的身体会出现基础体温居高不下的现象，这种现象可能会持续整个孕期。

备孕女性可以根据这些信号来初步判断自己是否怀孕，及时到医院做进一步检查，这样既可以知道确切结果，也可以知道胚胎发育是否正常。

5. 假孕现象要看清

妇科临床上有时候会有一些假孕现象出现，如有的女性会出现停经、腹部变大和类似早孕反应等，有的甚至还会感觉到胎动，但去医院检查后却发现并未怀孕。为什么一些备孕女性会出现假孕现象呢？

专家认为，这种假孕现象的产生除了受备孕女性体内激素变化的影响，大部分原因则是备孕女性渴望怀孕的心理因素所引起的。有的女性盼子心切，特别是和丈夫试孕很长时间也没成功，或是因有过流产史，或是受到家人过多期望，又或是高龄产妇，当她们看到别人手中抱着可爱的小宝宝或是看到一些漂亮小宝宝的图片时，心中更加急切地想要一个属于自己的宝宝。备孕女性这样朝思暮想，会在大脑皮质形成强烈的"盼子"信息，从而导致脑垂体和下丘脑的功能紊乱，并进一步导致备孕女性月经停闭。闭经后，备孕女性受体内性激素的影响，小腹部的脂肪会发生堆积，接着，身体还会相继出现恶心、呕吐等早孕反应。于是，盼子心切的备孕女性便愈加以为自己是有孕在身了。其实，假孕现象是一种心理反应，无须治疗，备孕女性只要保持一颗平常心，假孕现象自会消失。

二、遗传与优生的秘密

后汉《冯勤传》中讲到这样一个故事：冯勤的祖父由于嫌自己个子矮，担心儿子生的孙子会像他，因此在儿子娶妻时，坚持要儿子娶个又高又大的老婆，后来果然遂愿，生下来的冯勤长得高大威武。可见，古人很早就开始运用遗传知识来进行优生工作了。

那么，根据遗传学，父母究竟会将自己的哪些"精华"部分遗传给宝宝呢？又有哪些遗传因素会影响未来宝宝的健康呢？

1."种瓜得瓜，种豆得豆"

"儿子像妈妈，女儿像爸爸"，这种说法虽广为流传，但却是缺乏科学依据的。这是因为宝宝的遗传组成是由基因的综合效应所决定的，从肤色、眼睛、鼻子、嘴等特征到高、矮、胖、瘦等体形特征，宝宝同时要从爸爸和妈妈那里继承相关遗传因子。

肤色：肤色的遗传原则是"相乘后平均"。如果备孕夫妻一方白、一方黑，那么，宝宝大部分会是"中性"肤色，但偶尔也会有更偏向一方的情况发生。

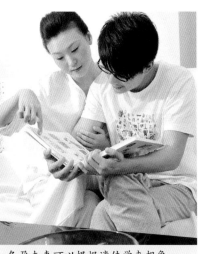

备孕夫妻可以根据遗传学来想象一下将来宝宝的样子哦

如果备孕夫妻皮肤都比较黑，则宝宝有白嫩肌肤的概率较低。

秃顶、少白头：秃顶属于隐性遗传，是典型的"传男不传女"，且可以出现隔代遗传。如果备孕男性不是秃顶，外祖父也不是秃顶，则宝宝秃顶的概率为0；如果备孕男性不是秃顶，外祖父是秃顶，则男宝宝秃顶的概率为25%；如果备孕男性是秃顶，外祖父也是秃顶，则男宝宝秃顶的概率更高。

另外，少白头也和遗传关系密切。如果备孕男性是少白头的话，则宝宝长大后也极有可能是少白头。

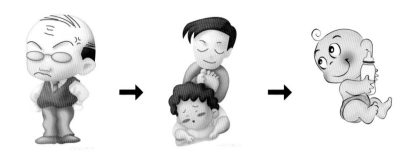

睫毛长短： 长睫毛是显性遗传，短睫毛是隐性遗传，备孕夫妻只要一方拥有动人的长睫毛，宝宝遗传长睫毛的可能性就很大。

双眼皮： 双眼皮是最显性的遗传，单眼皮的备孕男性和双眼皮的备孕女性生出的宝宝很有可能是双眼皮。有的宝宝刚出生时是单眼皮，长大后可能会自然地变成双眼皮。

青春痘： 备孕夫妻若有一方患过青春痘，宝宝的患病率比无青春痘家族史者高 20 倍。

下颏： 下颏的形状绝对会遗传，爸爸是尖下颏，儿子十有八九会是尖下颏。

身高： 常有人说："娘矮矮一个，爹矮矮一窝。"其实这句话并不科学。身高属于多基因遗传，决定宝宝身高的因素 35% 来自妈妈、35% 来自爸爸，其余 30% 则和宝宝后天的营养和运动有关。

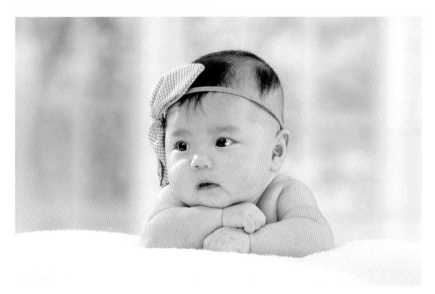

声音：一般来说，女孩的声音像妈妈，男孩的声音像爸爸。但这种由父母遗传的音质也可以通过后天的发音训练使之得以改变。

罗圈儿腿：遗传的罗圈儿腿是可以矫正的，但是腿的长度却难以改变。

肥胖：肥胖具有一定的遗传性，如果父母都很胖，则宝宝日后肥胖的概率为53%；若只有一方肥胖，宝宝的肥胖概率则会下降到40%。不过，肥胖多半可以通过后天的饮食和运动而改变。

2. 智力，先天还是后天

每一对夫妻都希望能生出聪明的宝宝，为此，很多备孕夫妻在孕前就对宝宝的智力问题非常关心，希望能提早为提高宝宝的智力做好准备。那么，宝宝的智力高低究竟取决于什么？又有哪些因素会影响宝宝日后的智力水平呢？

智力是可以遗传的

智力是可以遗传的。有人曾经对一群智商在140分以上的孩子做过跟踪调查，发现这些高智商的孩子长大后也一直比较优秀，他们子女的智商也远远高于一般孩子，平均为128分。研究显示，遗传对智力的影响占50%～60%，其余则取决于环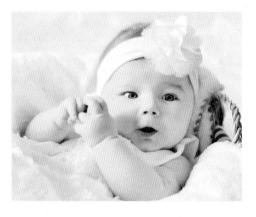境、营养、教育等后天因素。据统计，父母智力有缺陷者，所生的宝宝长大后智力低下的概率更高；父母智力平常者，宝宝长大后智力也较为平常；父母智力较高，生出的宝宝长大后智力也比较高。

智力遗传，父母并非"平分秋色"

就遗传而言，父母对孩子的智力影响并非"平分秋色"。研究发现，父母对孩子智力的影响总的来说是母亲大于父亲，即母亲对孩子的聪明贡献系数更大。

国外统计数据显示，母亲智力低下，父亲智力正常，下一代出现智力低下的概率大于 10%；反之则下一代出现智力低下的概率小于 10%。

影响宝宝智力的其他因素

虽然智力受遗传因素的影响比较大，但这并不是绝对的。宝宝的智力表现还会受到主观努力、社会环境、后天教育以及营养等因素的综合影响。因此，备孕夫妻千万不可过分重视先天的遗传因素而忽略了对宝宝的后天培养。要知道，只有先天和后天相结合的努力，才能让宝宝拥有高智商。

3. 夫妻的血型会"打架"

备孕夫妻通常比较重视宝宝的相貌、智力等，却很容易忽视宝宝的血型问题。殊不知，血型也与优生有着非常紧密的联系。

血型不合，宝宝可能会患新生儿溶血症

备孕夫妻之所以要在孕前重视血型问题，是因为临床上经常可以见到新生儿溶血症（HDN）——母、子血型不合而造成的胎儿、新生儿的免疫性溶血症。

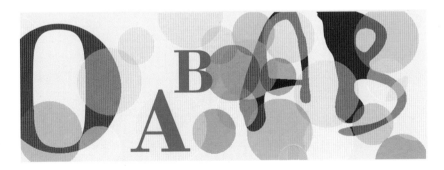

新生儿溶血症的根本发病原因是夫妻血型不合。宝宝的遗传物质一半来自父亲，一半来自母亲。女性在怀孕期间，其血液和胎儿的血液有个物质循环交换的过程，通过循环交换来供给胎儿氧气和营养物质。如果夫妻双方血型不合，胎儿就有可能从父亲身上遗传获得母亲所缺少的血型抗原。这种血型抗原进入母亲体中，母亲体内便会迅速产生相关的抗体，该抗体随着血液循环侵入胎儿的血液中，

则可能引起胎儿出现溶血，此时所谓的母婴血型不合就产生了。

据统计，母婴血型不合的概率为 26.2%，常见的母婴血型不合有 ABO 血型不合及 Rh 血型不合两种。如果备孕男性为 A 型、B 型或 AB 型血，备孕女性为 O 型血，怀孕时就有可能产生母婴 ABO 血型不合；如果备孕男性为 Rh 阳性，女性是 Rh 阴性，就有可能出现 Rh 血型不合的情况。调查显示，新生儿溶血症的发病率为 11.9%，该病症状轻重不一，患儿常于出生后 24 小时内或第 2 天出现黄疸，并迅速加重。严重的患儿还会出现贫血、胆红素脑病甚至危及生命。

看到因血型不合问题而引发的病症，备孕夫妻是不是开始担心起来了？别着急，我们可以提前防范这个不良的后果，先根据下边这个表格中的内容来对未来宝宝的血型作个预测吧。

未来宝宝血型预测表

父亲（母亲）的血型	母亲（父亲）的血型	子女可能有的血型	子女不可能有的血型
A	A	A、O	B、AB
A	B	A、B、AB、O	—
A	AB	A、B、AB	O
B	B	B、O	A、AB
B	AB	A、B、AB	O
AB	AB	A、B、AB	O
O	A	A、O	B、AB
O	B	B、O	A、AB
O	AB	A、B	O、AB
O	O	O	A、B、AB

血型不合怎么办

新生儿溶血症既然是由夫妻血型不合引起的，那么，是不是每个人都要跟自己血型相同的人结婚呢？那倒大可不必。专家表示，夫妻血型不合的现象十分常见，但怀孕后，宝宝出现溶血症的概率并不是很高，就算宝宝出现溶血症，只要备孕女性定期进行产检，就能及时发现和治疗新生儿溶血症。大多情况下，此病是可以预防和治疗的，处理之后并不会对宝宝的健康造成影响。

另外，母亲血型为 O 型，宝宝为 A 或 B 型血，虽然新生儿有可能发生溶血症，但这并不是说所有 O 型血的女性所生下的 A、B 型宝宝都会出现异常现象。对此，医生还会进行相关的检测，并根据所检测到的情况制订相应的治疗方案。

4. 男宝宝还是女宝宝

"我想生个男宝宝，长大了我可以带他去打篮球、踢足球。""我想要个女宝宝，这样就可以每天把她打扮得漂漂亮亮的。""我想……"相信大多数备孕夫妻都有过对未来宝宝的幻想，有的想要男宝宝，有的则想要女宝宝。那么，生男生女究竟是由哪些因素决定的呢？

X 与 Y 染色体的性别之争

据研究发现，生男生女主要取决于让卵子受精的备孕男性的精子。

人体细胞的染色体有 23 对，其中 22 对是常染色体，剩下的 1 对可以决定宝宝的性别，这对染色体就是性染色体——X 染色体和 Y 染色体。女性的性染色体是 XX，只能形成 1 种卵子——含有 1 条 X 染色体的卵子；男性的性染色体是 XY，可形成 2 种精子——含 X 染色体的精子和含 Y 染色体的精子。如果卵子和含有 X 染色体的精子相结合，受精卵就会发育成女孩；如果卵子和含有 Y 染色体的精子相结合，受精卵就会发育成男孩。

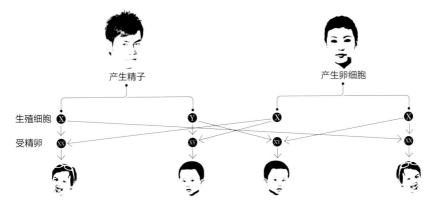

X 与 Y 染色体的性别之争

选择胎儿性别，避免遗传疾病

当今社会男女平等，一般来说，生男生女都是一样的。但是，随着遗传学的发展，人们已发现在众多遗传病中，大约有 250 种仅在男性群体发病，女性没有或很少患病。像这种和性别有很大关系的疾病，人们将其称为"伴性遗传病"。下面就向大家介绍几种伴性遗传疾病。

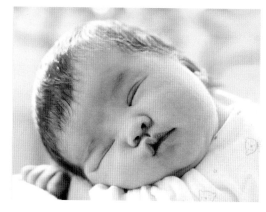

血友病：血友病患者血液中缺乏一种重要的凝血因子——抗血友病球蛋白，患者在发生创伤出血的情况时，血液不能凝固，最终会因失血过多而死。据调查发现，血友病的患者多是男性，女性则带有致病基因，可将致病基因传给儿女，其所生的男宝宝为血友病患者，女宝宝带有致病基因，同样可将致病基因再传给她的子女。

红绿色盲：据统计资料显示，红绿色盲男性发病率是女性的 14 倍，这种疾病并不会危及生命，但却会对孩子长大后的专业和职业的选择造成极大影响。

假肥大型进行性肌营养不良症：这种疾病几乎全是男性发病。患有此病的男性一般在 4 ～ 7 岁发病，大腿肌肉萎缩，小腿变粗而无力，走起路来就好像鸭子一样，几年以后逐渐瘫痪。大多数患者在 20 岁左右死亡。目前，尚无有效治疗此病的方法。

蚕豆病：蚕豆病是因进食蚕豆而引起的一种急性溶血性贫血，可发生于任何年龄，在 9 岁以下儿童中较为常见。据统计结果显示，蚕豆病患者中 90% 为男性。一般来说，患者在食蚕豆后 1 ～ 2 天发病，轻者只要不再吃蚕豆，一周内就可以自愈；重者则会出现严重贫血、皮肤变黄、肝脾肿大等症状，更为严重者则会死亡。

对于上述疾病，目前尚无特效治疗方法，因此只能做好预防。为了优生，有这类遗传病家族史或是生育过此类患病子女的女性，在孕前应通过控制性别的方法来阻止孕育出患伴性遗传病的胎儿。

5. 给孩子"遗传"快乐

有首歌叫作"你快乐所以我快乐"，我们都知道，快乐是一种可以传播的情绪，当你和快乐的人在一起的时候，你的心情也会变得好起来。可是，你是否知道，快乐也是可以遗传的呢？

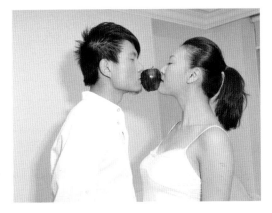

据研究发现，父母的情感状态不但直接影响怀孕，还会影响宝宝的发育。当父母处于各种不同的情绪之中时，大脑会分泌出许多化学物质，这些物质会影响精子和卵子中特定的基因表达，从而对下一代的发育造成影响。

备孕夫妻心理状态对未来宝宝的影响

当备孕夫妻着手准备要个宝宝时，还要考虑到心态对宝宝的影响。备孕夫妻的心态情绪不但直接影响怀孕，还会影响孩子以后的性格和心理素质。

良好心态的积极影响：孕前良好的心理状态更有利于备孕夫妻孕育出优质宝宝。中医强调，两性在交合时精神愉快、心情舒畅，能够排除一切忧思烦恼。《大生要旨》指出："时和气爽之宵，自己情思清宁，精神闲裕。""清心寡欲之人和，则得子定然贤智无病而寿。"明代医学家万全在《万氏女科》中说："地震土陷，山崩水溢，忧怒悲恐……则交而不孕，孕而不育。"这表明受孕时良好的心理状态与优生有着密切的关系，不良情绪会导致心情紧张，日久则冲任不和、气血逆乱、经络闭塞、脏腑功能紊乱、精气耗散，以致不孕。根据现代心理学和人体生物钟理论，当备孕夫妻的精神状态最佳时，其体力、精力、智力、性功能等方面都处于高潮，精子和卵子的质量也最高，这时受精有利于着床受孕，更有利于生出优质宝宝。

不良情绪的消极影响：如果备孕夫妻情绪抑郁，其生育能力要比正常状况时低一半，而且，女性的不良情绪会对胎儿的心理发展造成一定程度的不良影响。

据德国一位心理学家的调查，在青少年精神分裂症患者中，有 41% 的患者其母亲在受孕时有突遭精神刺激的经历，如夫妻同房时突遇巨大的声响或同房后被激怒、虐待甚至殴打等。心理学家认为，这很有可能是突然强烈的心理刺激干扰了精子或卵子的遗传因子，对胎儿的脑神经发育留下了隐患。另外，备孕夫妻在孕前和孕期的坏情绪也会对宝宝的外貌形成起到一定的影响。据报道，一个 3 岁女童竟然表现出 60 岁的早衰症状：头发稀少、满脸皱纹等。调查结果表明，其母亲在怀孕时经常生闷气，从而导致孩子出现了这种情况。

营造和谐的孕前心理环境，摆脱消极情绪

备孕夫妻从计划怀孕开始就一定要做好心理准备，保持积极自信的心态，摆脱消极的情绪，创造和谐的心理环境，以便孕育出健康漂亮的宝宝。为此，备孕夫妻应做到：

①提高彼此的"宽容度"。备孕夫妻之间需要和谐的气氛，而备孕夫妻互相宽容，则是营造和谐的孕前心理环境不可或缺的一个因素。为了孕育出优质宝宝，备孕夫妻要提高自身对对方的"容忍度"，当遇到一些平时可能会导致争论或争吵的某些非原则性问题时，可先容忍下来，留待以后寻找适当的时机再来解决此问题，也可使用其他方法使之自然消化。

②保持心理平衡。备孕夫妻要善于主动调节彼此的情绪，当一方由于遭遇困

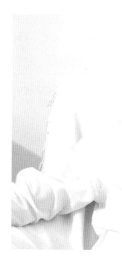
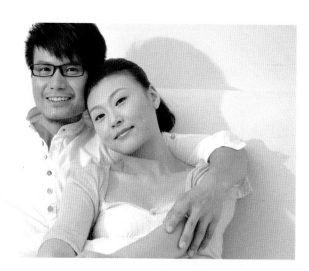

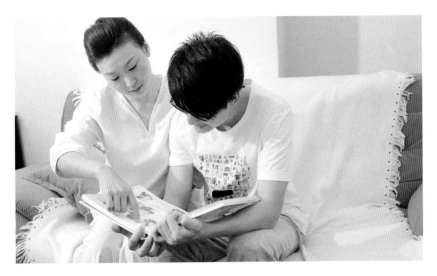

境等原因而失去平衡的心理状态时，另一方要善于引导对方摆脱心理困境。

③保证生活规律。备孕夫妻要善于安排生活节奏，保证生活规律化，从而消除某些容易导致自身心理失调的因素。

总之，如果备孕夫妻整日开心快乐，就会带来一个同样开心快乐的宝宝；如果备孕夫妻整日愁眉苦脸，就很有可能带来一个愁眉苦脸的宝宝。建议备孕夫妻在孕前和孕期千万不要过分担忧，因为你们的担忧不但起不到任何好作用，反而会将这种坏情绪传递给未来宝宝，影响他们的"心情"。

6.遗传咨询，对遗传疾病"Say No"

未来宝宝的遗传素质就是父母在体格上和智力上各种遗传性状的总和。为了避免宝宝患上遗传性疾病而痛苦终生，夫妻双方应在怀孕前就做出最大的努力，采取相应的预防措施和进行遗传咨询，尽量降低生育患有遗传病或先天畸形的下一代的概率。

遗传性疾病的特点

先天性。大多数的遗传病患者都是先天性患病，有小部分是在出生时没有患病，但是会在某一年龄发病。

家族性。遗传病患者的基因中存在致病的基因，患者在婚后将这些致病基因遗传给下一代，使家族成员中始终出现这种遗传病。

终生性。大多数的遗传病会终生跟随患者，很难治愈，但是可以改善。例如，患有蚕豆病的人可以通过不接触蚕豆、不靠近蚕豆花粉的方式来改善。

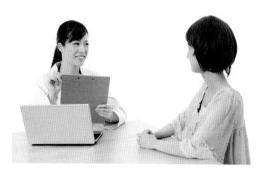

遗传咨询情况

当备孕夫妻或其直系亲属患有遗传性疾病，或备孕女性曾出现过习惯性流产、早产等情况时，备孕夫妻应向医学专家进行咨询，以了解疾病是否会对子女产生影响，自己能否怀孕等。有下列情况的备孕夫妻，一定要在孕前找专业医生做遗传咨询。

■备孕夫妻一方有遗传病或先天性缺陷。

■有遗传家族病史的备孕夫妻。

■备孕夫妻为近亲血缘关系的。

■有习惯性流产、早产或原因不明的胎死宫内者。

■曾经生育过无脑儿、脊柱裂、先天性愚型儿等先天性畸形儿的备孕夫妻。

有上述情况的备孕夫妻千万不要因为侥幸心理而不去做遗传咨询，或是为了要宝宝而不听医生的忠告。备孕夫妻一定要知道，一个有先天性缺陷宝宝的出生，不仅会给夫妻双方带来痛苦，更会给未来的宝宝带来无尽的痛苦。因此，建议有上述情况的备孕夫妻一定要在孕前去做遗传咨询。

遗传咨询内容

遗传咨询是以谈话的方式进行的，需要做遗传咨询的备孕夫妻可以参照下表中的遗传咨询内容做一些准备。在进行遗传咨询时，医生会根据备孕夫妻的这些情况进行相关的检查，并给出科学、合理的建议。

遗传咨询内容表

目的	说明来意，告诉医生为何咨询
个人情况	是否生育过，怀过几次孕，是否有过流产情况，夫妻双方的身体状况，夫妻是否为近亲血缘
夫妻双方母亲的生育情况	夫妻双方的母亲生过几胎、有几胎成活、有无死胎或死产，双方母亲目前的健康状况
家族史	夫妻双方的父母、兄弟姐妹、叔、姑、舅、姨等健康情况，是否患过遗传病、是否有先天性缺陷、是否生过畸形儿等
遗传病史	若有家族遗传病史，需要说明家族的哪些成员患病，其症状和健康状况如何，是否死亡，何时死亡等
个人的生育情况	若备孕女性有过生育史且是畸形儿，则需要向医生说明，并告诉医生自己在孕早期、孕中期和孕后期是否服过药物、是否受到辐射以及营养状况、精神状况等

7. 患有这些遗传病，备孕夫妻千万要注意

高血压、糖尿病、肥胖症等长期困扰备孕夫妻的疾病，会不会遗传给宝宝呢？遗传性疾病种类繁多，原因复杂，备孕夫妻究竟要如何预防遗传病对宝宝的影响呢？如果备孕夫妻患有这些可能会遗传给下一代的疾病，在孕前、孕期和产后有什么办法可以尽量减少这些疾病的遗传概率以及对宝宝的危害呢？下面，我们详细地列出了 7 种遗传性疾病，并就这 7 种疾病给备孕夫妻做出了相关切实可行的建议。

色盲、近视

色盲基因仅有备孕女性携带，而且只遗传给男孩，其遗传概率为 50%。

近视的遗传率较高，如果备孕夫妻双方都是高度近视（600 度以上），则孩

子先天性近视的概率在 90% 以上；如果一方高度近视，另一方是该基因的携带者，则孩子可能有 50% 的概率是高度近视；若一方是高度近视，另一方属中低度近视或正常视力，则孩子出现近视的概率是 1%。

幸"孕"提示：为了宝宝那扇"心灵的窗户"，备孕夫妻在孕前一定要注意用眼卫生。

龋齿

龋齿本身并不具有遗传性，但是容易患龋齿的体质却是可以遗传的，这主要表现在牙釉质的强弱等方面。在同一家族中，父母和孩子的龋齿发病情况关系密切。如果备孕夫妻的龋齿多，那么，所生出的宝宝长大后龋齿也不会少。

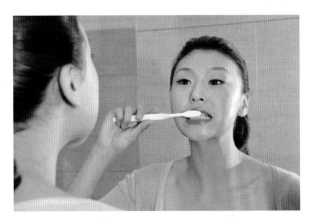

幸"孕"提示：备孕夫妻在宝宝出生后就要开始注意宝宝的口腔清洁卫生，宝宝长大后，要培养他保持口腔卫生的好习惯，这样才有利于口腔健康。

鼻炎

鼻炎患者中有很多都来自父母的遗传，其中，较为常见的鼻炎疾病是慢性鼻炎、慢性鼻窦炎和过敏性鼻炎。

幸"孕"提示：患有鼻炎的备孕夫妻最好不要在孩子面前吸烟，以减少外界环境对鼻腔的刺激。另外，建议给宝宝母乳喂养的时间要在 3 个月以上。

高血压症、高脂血症

备孕夫妻患有高血压病、高脂血症也会遗传给未来的宝宝。若备孕夫妻双方都患有高血压病或高脂血症，那么孩子患病的概率为 75%；若备孕夫妻双方有一方患有高血压病或高脂血症，那么孩子的患病概率为 50%。

幸"孕"提示：备孕夫妻在孩子出生后要定期给孩子做相关检查。

过敏性哮喘

若备孕夫妻双方中有一方是过敏性体质，那么，宝宝很容易患上过敏性疾病，其遗传概率为 30% ~ 50%，尤其是哮喘病，其遗传概率为 80% 左右。

幸"孕"提示：建议过敏性体质的备孕夫妻在宝宝出生后要坚持母乳喂养，有家族过敏史的宝宝最好在 1 岁前不要吃鲜奶制品，2 岁前不要吃蛋清，3 岁前不要吃海产品和花生酱。另外，还要避免孩子接触花粉和宠物，以降低孩子过敏的概率。

中耳炎

备孕夫妻双方均出现耳朵长期发炎的现象，则遗传给孩子的概率为 60% ~ 70%。

幸"孕"提示：备孕夫妻最好戒烟。宝宝出生后，母亲应坚持母乳喂养至少 3 个月。平时应注意保护好宝宝，避免其得流感，因为感冒可能导致宝宝耳朵发炎。

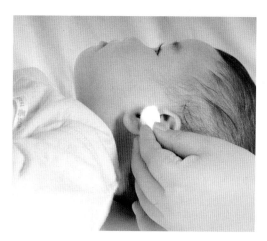

肥胖症

备孕夫妻中的一方有肥胖症，宝宝肥胖的可能性是 40%；若双方都有肥胖症，那么遗传的概率就会提高到 70%。

幸"孕"提示：备孕夫妻在孕前要做好体重调整计划，把体重控制在正常范围。

三、怀孕与优生的奥妙

每一对夫妻都想拥有优质宝宝，都不希望自己的宝宝输在起跑线上。那么，备孕夫妻究竟应该怎么做，才能有利于优生呢？

1.把握最佳生育年龄

对于大多数家庭而言，孕育宝宝是头等大事。从计划要宝宝开始，很多夫妻就开始为孕育优质宝宝做准备：戒烟、戒酒、严格规范饮食……

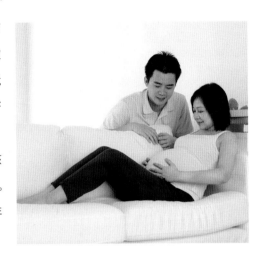

除此之外，备孕夫妻还应该注意到双方的年龄对生育的影响。要知道，备孕夫妻在最佳生育年龄更易生出聪明健康的宝宝。

备孕女性的最佳生育年龄

"年轻时生孩子身体条件好，恢复得快，当高龄产妇就有危险啦！""20岁出头就当妈妈，自己还是小孩呢，带孩子也是一团糟。""我们打算30岁以后要宝宝，那时夫妻双方已经有经济基础了，能够给宝宝提供更好的成长环境。"……究竟什么时候要宝宝好呢？是当年轻辣妈好，还是当成熟妈咪更胜一筹呢？

专家认为，女性的最佳生育年龄为24~30岁。这个年龄段的女性全身发育已经完全成熟，精力最为旺盛，卵巢功能最活跃，排出的卵子质量相对较高。这个年龄段受孕，比较容易获得最优质的胚胎，胎儿发育得比较好，胎儿早产、畸胎、智力低下儿的发生率最低；孕妈妈妊娠并发症少，且分娩顺利。另外，处在这个年龄段的女性也有了一定的生活经验，其体力和精力是一生中最为充沛的时期，能够较好地抚养宝宝。

如果女性过早生育，胎儿会同仍处于发育中的孕妈妈争夺营养，这对母体和胎儿的健康都极为不利。据调查显示，年龄在 20 岁以下的产妇死亡率为 8.6%，20 ～ 29 岁的产妇死亡率为 4.5%。此外，20 岁以下产妇生的婴儿死亡率高达10.9%。

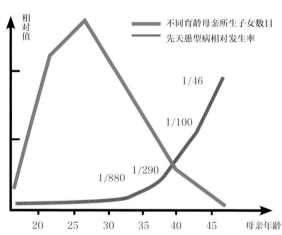

母亲年龄与生育后代先天愚型病发病风险曲线

如果女性过晚生育，随着年龄的增大，高龄女性的排卵会变得越来越不规律，受孕概率就会明显下降。同时，高龄女性的骨骼、肌肉、韧带的弹性下降，容易造成难产，其早产、流产、孕期抑郁症的发生率也都远远大于年轻妈妈。高龄女性(尤其是 35 岁以上的女性)怀孕后还易出现以下危险状况：高血压、唐氏综合征（先天愚型）、妊娠高血压综合征、多胎妊娠、胎盘早剥等。高龄女性由于卵巢功能开始退化，卵子出现"老化"现象，畸形儿、痴呆儿的发病率也明显增高。总体来说，相较于年轻妈妈生出的宝宝，高龄女性生出的宝宝的身体素质要差一些。

备孕男性的最佳生育年龄

据研究证明，男性年龄在 27 ～ 35 岁时精子质量最好，而且这一年龄段的男性心智较为成熟，能够更好地照顾妻子、养育宝宝。

35 岁之后，备孕男性体内的雄激素开始衰减。备孕男性超过 40 岁时才生育，其精子的基因突变率增高，精子的数量、活力和形态都得不到保证，胎儿发生染色体异常的概率明显增加；如果备孕男性年龄超过 55 岁，其胎儿发生先天性愚型的概率比年轻的男性生出先天性愚型儿要高出两倍。

最佳生育年龄组合

专家认为，备孕夫妻双方都处于最佳生育年龄，且丈夫比妻子年龄大 7 岁乃是最佳生育年龄组合。之所以这么说，是因为备孕男性年龄大，智力相对成熟，遗传给下一代的优良基因会更多一些；备孕女性年纪轻，身体状况好，生命力旺盛，可以给胎儿提供一个良好的孕育环境，对胎儿的成长和发育更好。

2. 避开"灰色受孕期"，把握最佳受孕时机

所谓"灰色受孕期"是指当精子和卵子在不良的生理状态或自然环境下相遇，所形成的受精卵很容易受到干扰，从而影响受孕质量。在准备怀孕的过程中，备孕夫妻一定要注意避开"灰色受孕期"，把握最佳受孕时机。

身心欠佳时，避免受孕

备孕夫妻的身心健康和受孕有着十分密切的关系。备孕夫妻在身体健康、心情愉快的状态下受孕，会使内分泌系统分泌出大量对身体健康有益的激素、酶及乙酸胆碱等，不仅可以提高受孕率，还可以提高孕育出优质宝宝的概率。反之，若备孕夫妻在身体疲劳、心情欠佳时同房受孕，就会影响精子或卵子的质量，不

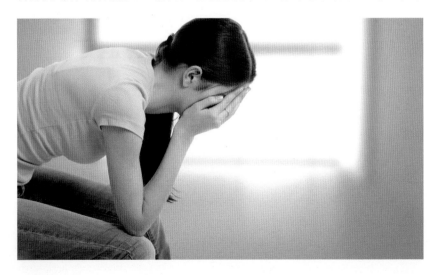

利于形成优质的受精卵，还会对受精卵的着床、生长造成不利影响，严重的 还会造成流产。因此，夫妻双方在身心状态欠佳时应避免受孕。

人体生理节律低潮期，避免受孕

据研究显示，每个人从出生到生命终止都有着一定的生理节律，即其内在的体力、情绪和智力三方面存在一定的周期性变化。

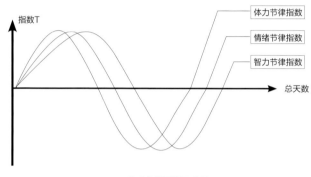

生理节律周期示意图

人体所存在的这种生理节律会对女性受孕造成一定的影响。当备孕女性的身体处于生理节律低潮期或低潮期与高潮期临界时，身体极易感到疲劳，抵抗力下降，注意力不易集中，判断力下降，情绪变得极不稳定。在受孕过程中，如果备孕夫妻双方都处于生理节律低潮期，生出体弱、智力有问题的宝宝的概率较高；如果备孕夫妻有一方处于生理节律低潮期，另一方处于生理节律高潮期，容易生出健康情况和智力情况一般的宝宝；若备孕夫妻双方都处于生理节律高潮期，则生出健康、聪明宝宝的概率极高。

因此，备孕夫妻应避免在生理节律低潮期受孕。那么，备孕夫妻要如何判断自身是否处于生理节律低潮期呢？

方法 1：一般来说，备孕女性的生理节律低潮期是在来月经的前一周。对于备孕男性而言，生理节律的低潮期通常也是以 30 天或 45 天左右的时间为一个周期，但要了解具体的生理节律周期，则需要平时细心观察，看看自己在哪几天较易发脾气。

方法 2: 首先，要先算出自己的出生日到计算日的总天数（需要将每 4 年 1 次的闰月计算在内），除以生物节律的天数 23、28、33, 所得到的 3 个余数 X、Y、Z 就是你想要了解的 3 个周期的天数。

当 0<X ≤ 11 时为体力节律的高潮期，当 X ≥ 12 时为体力节律的低潮期；

当 0<Y ≤ 14 时为情绪节律的高潮期，当 Y ≥ 15 时为情绪节律的低潮期；

当 0<Z ≤ 16 时为智力节律的高潮期，当 Z ≥ 17 时为智力节律的低潮期。

下面就举例来说明一下，如：

林女士生于 1991 年 11 月 6 日，想要推算她 2016 年 10 月 14 日的生理节律值。首先，根据"总天数 =365.25× 周岁 + 生日到计算日天数"的公式，计算结果如下：总天数 =365.25x24+335=9101(天)

然后，再根据"余数 = 总天数 − 生物节律天数"的公式，林女士的体力节律、情绪节律、智力节律如下：

体力节律（X）:9101÷23=395 余 16, 为体力节律低潮期。

情绪节律（Y）:9101÷28=325 余 1, 为情绪节律高潮期。

智力节律（Z）:9101÷33=275 余 26, 为智力节律低潮期。

备孕夫妻了解了自己的生理节律周期之后，经过适当调节，就能够避免在生理节律低潮时受孕。

新婚蜜月期，不宜受孕

新婚是人生最幸福的时刻，但此时播下的"爱的种子"未必是最优质的。一般来说，新婚蜜月期并非优生的好时机。

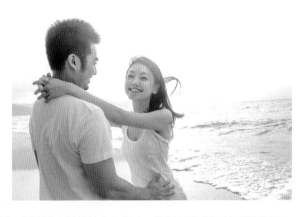

优生学专家认为，新婚前后，夫妻双方为了操办婚事而奔走劳累，会消耗大量的体力和精力，使精子和卵子的质量降低。

而在蜜月期，新婚夫妻的性生活频率较高，会导致精子数量减少，并对受精卵在子宫着床的环境造成一定的影响，不利于优生。

那么，新婚夫妻在婚后多久怀孕比较合适呢？

一般来说，夫妻在结婚后 1 ~ 2 年怀孕较好，这是因为：

①此时夫妻双方的关系已经比较稳定，且已经熟悉和适应了彼此的生活习惯，配合比较默契，同时，夫妻双方又都保有恋爱时的甜蜜，更有利于受孕。此外，夫妻双方的经济收入较之刚结婚时更稳定，能够为日后孕育健康宝宝提供一定的物质基础。

②生育能力正常的夫妻一般在婚后 1 年的受孕率更高。调查显示，生育能力正常的夫妻在婚后如不采取避孕措施，婚后 3 个月的受孕率为 57%，婚后 6 个月的受孕率为 72%，婚后 12 个月的受孕率为 85%，婚后 18 个月的受孕率为 93% ~ 95%。可见，生育能力正常的夫妻在婚后 1 年的受孕率比较高。

患病期间，避免受孕

备孕夫妻双方只要有一方患有疾病，就会影响受孕。因为疾病会对备孕夫妻的体质、受精卵的质量以及子宫内部的着床环境造成一定的影响，而且，备孕夫妻在患病期间服用的药物也会影响精子和卵子的质量。另外，在妊娠初期，胎儿极易受到药物和其他因素的影响，有些备孕夫妻因为身体虚弱或患有某些疾病，需要长期服用药物，如抗生素、抗癌药、激素等，这会对胎儿产生一定的影响。

建议备孕夫妻若患有慢性疾病，应征求医生意见后再考虑能否怀孕；若患有急性病，则须病愈 1 个月后再考虑受孕。对于一定要服用药物的备孕夫妻，建议在医生的指导下服用一些不会对怀孕产生不利影响的药物。

外界环境不佳时，切忌受孕

正如人们在工作、吃饭和睡觉时需要一个好环境一样，受孕也同样需要一个良好的环境。我国古代胎教学就指出："弦望晦朔、日月薄蚀、雷电霹雳、大雨、大风、大雾、大寒、大暑，不宜受孕。"古代人的这种看法看上去有些玄，但实际上是有一定科学道理的。因为恶劣的外界环境会影响人体生殖细胞的构成，严重的还会引起生殖细胞畸变，不利于生出健康宝宝。另外，恶劣的外界环境还会给夫妻双方的心理带来不良暗示，影响夫妻双方的性生活，对成功受孕极为不利。

备孕夫妻想要孕育优质宝宝，对孕前性生活的环境一定不能马虎。建议备孕夫妻保持卧室的安静、整洁，保证床上的被褥、床单和枕巾等物品的洁净，选择天气晴朗、空气清新的日子，让整个卧室沉浸在柔和的灯光下，放一些轻松优美的音乐，在这样舒适的环境中享受性生活，让双方在最佳状态时播下爱情的种子。

性高潮受孕，宝宝更聪明

性高潮是夫妻之间性生活和谐的一个标志。

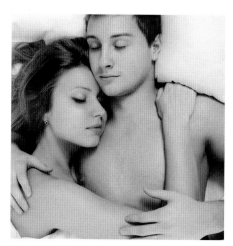

据研究显示，女性在同房时若达到性高潮，储存在子宫颈中的精子数量就会更多，怀孕的概率也就越大。不仅如此，性高潮还有利于优生。美国科学家通过试验证明："女性在性高潮时孕育的孩子更聪明。"这是因为女性在性高潮时，血液中的糖分和氨基酸可以渗入生殖道，延长进入其内的精子的存活时间；女性在性高潮时，小阴唇充血膨胀致使阴道口变紧，阴道深部皱褶伸展变宽，更有利于储存精液；同时子宫颈口也会变得松弛张开，更利于精子进入，而大量高质量精子的进入会大大提高孕育高智商宝宝的概率。

因此，建议备孕夫妻在备孕过程中注意调节彼此的性生活，抓住备孕女性性高潮的时机受孕，以便孕育出更聪明、健康的宝宝。

排卵后 15 小时内是最佳受孕时间

处于生育期的女性，每次月经周期都会有 1 个成熟卵子排出。卵子的排出时间一般在下次月经来潮的 14 天左右，卵子排出后很快就会到达输卵管的空腹部，并在那里住上 2 天时间，但是它只能存活 15 小时，如果在这 15 小时内没有精子来与它会合，卵子就会死去。

当男性健康的精子到达女性的输卵管时，必须遇上成熟的卵子，才可能受孕成功，形成受精卵。由于精子在女性生殖器内能存活48小时，而卵子被排出后仅15小时内有受孕能力，所以，在月经周期中容易受孕的时间段内，每隔1天性交是比较合适的，这样卵子到达输卵管时，就有精子在那里等待，然后相结合。

3. 怀孕优生十问

怀孕生子是一项伟大的工程，也是一项系统工程。在备孕的过程中，很多备孕夫妻经常会遇到一些这样或那样的问题，下面我们列出了备孕夫妻最常见的一些问题，希望可以帮助备孕夫妻幸福享"好孕"。

Q1：经期同房更易受孕吗

一些备孕夫妻缺乏生育知识，甚至误以为经期同房更易受孕，这种想法是极其错误、极其危险的。

经期同房的后果可以用"一时尽兴，遗祸无穷"来概括。备孕夫妻在经期进行性生活，细菌可以轻易地进入备孕女性的子宫腔，从而引发炎症，严重还会导致输卵管和盆腔器官发生炎症，而炎症的刺激会影响受精卵的顺利着床。另外，经期性生活还会引起子宫内膜异位症，有可能刺激人体免疫系统形成精子抗体，从而导致不孕。

备孕夫妻在经期应避免性生活，切莫贪一时之快而轻易冒险，以防经期同房造成不孕。

Q2：痛经会影响生育吗

痛经是指女性在月经前后或月经期间出现下腹疼痛、坠胀，严重者可伴恶心、呕吐、冷汗淋漓、手足厥冷甚至晕厥等症状，此病症对女性的生活和工作造成了极大的不便。

临床上将痛经分为原发性痛经和继发性痛经。

原发性痛经是指生殖器官无器质性病变的痛经，主要与月经期子宫内膜合成释放前列腺素增加有关。前列腺素的增加，会引发子宫异常收缩，导致子宫肌层缺血、缺氧，从而引发痛经。由于无器质性病变，原发性痛经并不会对女性生育造成影响。

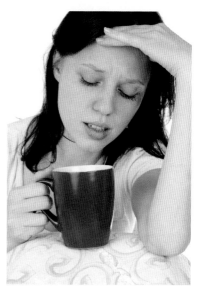

继发性痛经是指由子宫器质性病变疾病（如子宫内膜异位症）引起的痛经。继发性痛经的女性往往会出现内生殖器与周围组织粘连、输卵管变形或宫腔闭锁等情况，从而引发女性不孕，或是输卵管通而不畅发生宫外孕。

在经期出现痛经的备孕女性在孕前一定要去医院做检查，排除继发性痛经的可能，以便顺利受孕。被确诊为继发性痛经的患者，要及时治疗后方可受孕。

Q3：月经不调会影响怀孕吗

有些人把月经不调看成小病，殊不知，月经不调乃是女性性腺轴或子宫出现问题的一个重要标志。受孕的顺利进行依赖于性腺轴功能的正常发挥，而当性腺轴异常而引起女性月经不调时，就会影响受孕。另外，如果女性的子宫发育有异常或者是子宫病变，即使下丘脑—脑垂体—卵巢轴功能正常，也有可能会出现闭经或月经不调等问题而影响受孕。

那么，备孕女性如何判断自己是否月经不调呢？一般来说，女性月经不调会出现经期提前或延迟、经期过长、血量增多或减少、闭经等症状。

女性出现月经不调，首先应该先排查全身或内外生殖器的器质性病变，以便对症下药。一般来说，引起女性月经不调的全身性疾病包括血液病、肝病、甲状腺疾病、肾上腺疾病等；内外生殖器病变有子宫肌瘤、子宫内膜癌、子宫内膜息肉等。

备孕女性可以通过 B 超检查、宫腔镜检查、子宫内膜病理检查来进行诊断，视情况而采用手术、宫腔镜下子宫内膜息肉摘除或药物治疗等方式。如果检查结果显示备孕女性没有全身和生殖器的器质性病变，那么，月经不调多数是由神经内分泌机制失常引起的。若是检查出月经不调是由机体激素分泌较低而引起的，备孕女性可在医生的指导下适当服用一些甲状腺素，以增强卵巢功能，帮助调理月经。

Q4: 首次妊娠为何应避免人工流产

备孕夫妻要尽早制订出生育计划，在尚未做好准备时要注意采取有效的避孕措施，避免意外怀孕。一旦意外怀孕，也千万不要简单地认为自己没有准备好，就去医院草草地做人工流产了事。建议首次妊娠的女性，对于人工流产一定要慎之又慎，因为人工流产会给女性带来多重危害，具体如下。

①身体伤害。人工流产会引起多种并发症，如手术出血、感染、月经不调、子宫内膜异位症等，这些都会影响女性受孕，严重的还会导致女性不孕。

②心理伤害。人工流产会让女性心理上受到伤害，再次妊娠后精神会变得高度紧张，严重的还会引发抑郁症，甚至会导致流产。

③对未来胎儿的伤害。女性首次进行人工流产时，胎儿的红细胞可以通过胎盘组织进入母体血液循环，若母体和胎儿有 Rh 血型不合，会使母体产生 Rh 抗体，导致下次妊娠时发生新生儿溶血症，严重的还会危及新生儿的生命。

因此，备孕夫妻一定要在孕前做好准备，准备好了之后再怀孕；若是意外怀孕，一定要慎重对待，千万不可草率流产。

Q5: 人工流产后应该注意什么

一般来说，专家建议首次妊娠的女性尽量不要做人工流产，但有时孕妈妈会因为疾病或者近期服用了致畸药物等原因，不得不采取流产这种方式来结束这次令人心痛的意外。那么，做了人工流产之后，究竟要怎样做才不会对再孕造成影响呢？

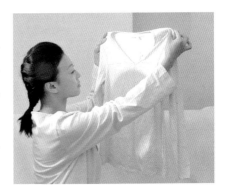

①注意着装。人工流产后，女性应尽量穿着宽松的衣服，不要穿过紧的衣服。

②保证生活规律。人工流产后，女性要注意保证生活的规律性，在术后多注意休息，千万不可过度劳累。

③养成良好的生活习惯。女性在人工流产后，切忌喝酒，术后3天才可以淋浴，1个月之后才可以盆浴，以免发生感染。

④做好避孕工作。人工流产后10～14天，待出血完全停止后才可以开始性生活。在进行性生活的过程中，要采取安全的避孕措施，切忌流产后马上妊娠。这是因为人工流产会使子宫内膜受到创伤，立即怀孕会引发女性再度流产，从而导致女性习惯性流产。建议早产或首次流产后，先休养半年再怀孕。如果流产后想要采取节育环避孕，可以在人工流产的同时放节育环，此时放环成功率高，脱落率低，较少出现不良反应。

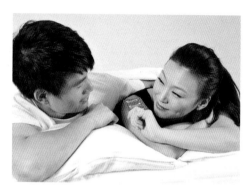

Q6: 有过"葡萄胎"，可以正常怀孕吗

女性在妊娠以后由于各种原因造成的胎盘绒毛滋养细胞异常发育，无正常胎儿胎盘形成而形成水泡状物，形似成串的葡萄，故称为"葡萄胎"，也被称为妊娠滋养细胞肿瘤。

大多数葡萄胎治愈之后是可以正常怀孕并足月分娩的，不必担心丧失生育能力。但需要注意的是，女性在葡萄胎治疗后，一定要定期去医院检查，等医生判断可以再次怀孕时再去受孕，不可着急。在此我们提醒各位姐妹，在避孕方法的选择上，最好采取避孕套避孕，避免用宫内节育器或口服避孕药，以防发生其他不良的影响。

Q7: 有过宫外孕多久可以再怀孕

对于女性而言，宫外孕治愈不久就匆匆怀孕是十分危险的。此时若输卵管还没有完全疏通，则很有可能再次引发宫外孕。建议有过宫外孕经历的女性最好不要急于再次怀孕，且怀孕前一定要先去相关医院做相关检查，如果检查出状况可以等到适宜怀孕时再怀孕。同时在这段时间将身体调理好，这样才可能最大限度地避免了再次宫外孕的发生，避免异位妊娠情况的发生。

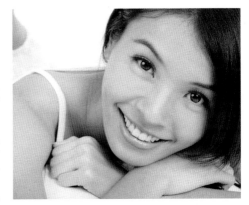

Q8: 剖宫产或子宫肌瘤摘除术后多久可再怀孕

在进行剖宫产和子宫肌瘤摘除术时，需要将女性的子宫切开，子宫愈合后则会留下疤痕。和正常的子宫肌纤维相比，子宫切开后留下的疤痕其弹性、伸展性以及承受能力都要差一些，当然这个也是因人而异。

如果女性在剖宫产或子宫肌瘤摘除术后很快怀孕，随着妊娠的发展，很有可能会导致子宫破裂，进而威胁到孕妈妈和胎儿的生命安全。

建议女性在剖宫产或子宫肌瘤摘除术后避孕 2 年再怀孕。若意外怀孕，则须尽早去医院进行相关咨询，权衡利弊，慎重考虑后再行决定，不可贸然行事。

Q9: 停服避孕药后多久才能怀孕

大多数避孕药是由小剂量的雌激素和孕激素合成，其主要作用是抑制排卵，改变宫颈黏液的性状等，阻止精子进入宫腔，从而实现阻碍受精卵着床的目的。若女性长期服用避孕药后不久就怀孕，对胎儿的发育成长极为不利。目前医学界一致认为，在停

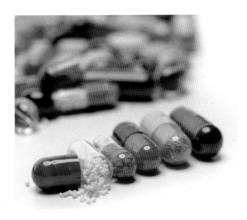

服避孕药后 6 个月内怀孕，有产生畸胎的可能。为慎重起见，一定要按怀孕的计划时间提前 6 个月以上停服避孕药，待体内存留的避孕药完全排出体外以后再怀孕。

因为停服避孕药后 1 ~ 3 个月，女性机体就可以恢复排卵，所以在备孕女性停服避孕药后、准备怀孕前这一段时间内，必须立即改用其他避孕方法，如用避孕套、子宫内避孕器等器械方法避孕。

Q10: 停服避孕药后应补充维生素

女性长期服用避孕药会导致体内某些维生素的缺乏，因此，备孕女性在停服避孕药后一定要注意补充维生素，其中要重点补充 B 族维生素和维生素 C。

B 族维生素：备孕女性在停服避孕药后，体内容易缺乏叶酸（叶酸为 B 族维生素家族中的一员）、维生素 B_6。

维生素 C：备孕女性长期服用避孕药最易导致维生素 C 的缺乏，这会影响到人体对铁质的吸收，还会影响到骨骼的正常钙化，出现抵抗力低下、伤口愈合不良的症状。

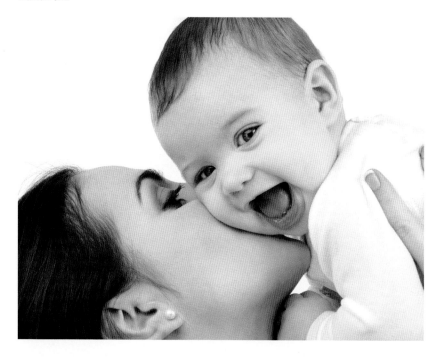

四、解读不孕不育症

不管不孕不育是多么隐秘的伤痛，如果不及时治疗，久而久之，这个"秘密"终究会广而告之，那时备孕夫妻不但要承受来自家庭的压力，还要准备好承接周围亲朋好友异样的目光……对于渴望宝宝的家庭来说，不孕不育可能是难以承受之重。别伤心，从现在起，和你的另一半共同努力，找出不孕不育的"凶手"，破除不孕不育的魔咒，早日迎来属于你们的幸福宝贝吧！

1. 不孕 vs 不育

人们经常把"不孕症"和"不育症"混为一谈，其实二者在医学上的定义是有区别的。

"不孕"指育龄夫妻长时间同居，且性生活正常，没有采取避孕措施，2年以上女方仍未受孕。不孕症是一种较为常见的病症，其发生率占育龄妇女的8%～17%。

"不育"指育龄夫妻婚后同居，虽然女方有过妊娠，但都以流产、早产、死胎或死产而告终，最终并未获得活婴者。

"不孕"和"不育"很难区分，人们常笼统地将其称为"不育症"。习惯上，将男性病因致配偶不孕者叫"男性不育症"，将女性病因引起的不孕叫"女性不孕症"。

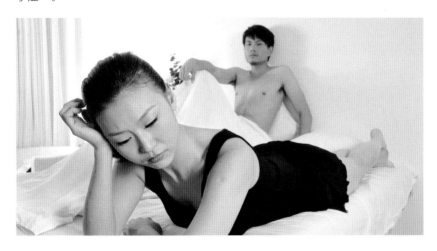

应该注意的是，生儿育女是夫妻双方共同的事，无论不孕不育是由夫妻哪方所致，另外一方都不应该对其加以指责、埋怨，夫妻双方应该互相鼓励，查明病因，尽早治疗。

2. 读懂身体发出的危险信号

备孕妈妈的身体信号

从备孕女性的角度来说，不孕不是突然来袭，女性的身体早已通过各种迹象发出警报。如果能早早地读懂身体发出的求救信号，及时做好保养和治疗，就能在很大程度上防治不育。下面，一起来看看你的身体是否有这些可能导致不孕的"信号"吧。

白带异常：女性患有阴道炎、子宫内膜炎、盆腔炎、附件炎、宫颈炎以及各种性传播疾病时，会出现白带异常的现象，如白带增多、色黄、有异味、呈豆腐渣样或水样，或伴有外阴瘙痒、疼痛等。这些疾病都可能会影响女性受孕。

痛经、月经不调、闭经：有些女性认为痛经不是病，忍忍就过去了。殊不知，出现痛经的女性患子宫内膜异位症、子宫发育不良、子宫位置异常、子宫肌瘤、盆腔炎等疾病的概率很大，而这些疾病又会导致女性不孕。女性月经不调是指女性月经周期改变，月经提早或是推迟；经量过多或过少；经期延长。黄体功能不全及子宫内膜炎症常引起女性月经不调。闭经是指女性年龄超过 18 岁但依然没来月经，或是月经来潮后连续停经超过 6 个月。闭经所引起的不孕患者比较多。

腹痛：女性患有卵巢炎、子宫内膜异位症、盆腔炎、子宫肿瘤、子宫肌炎等疾病时，常会出现慢性下腹或腰骶痛等症状。盆腔炎、盆腔腹膜炎、子宫内膜异位症等，都是造成女性不孕的一号杀手。

外阴和阴道疾病：女性外阴异常，如外阴肿瘤、外阴外伤、外阴溃疡等，也有可能

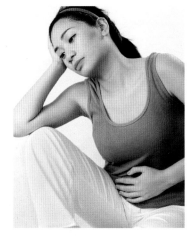

会影响女性妊娠。女性阴道发育异常如处女膜闭锁、阴道狭窄、先天性无阴道等，这些则会对性交造成影响，阻碍精子进入并造成不孕。女性阴道受真菌、滴虫、细菌等感染时，会改变阴道正常的酸性环境而引起阴道炎症。阴道炎症严重时，大量的白细胞会消耗掉精液中的能量物质，降低精子的活动能力，缩短精子的存活时间，从而也影响受孕。

输卵管疾病：输卵管疾病是导致女性不孕不育症最常见的因素，有20%～40%的女性是因输卵管不通而不能受孕，输卵管炎症、输卵管痉挛、输卵管形态异常、输卵管积液等都会导致输卵管不通，造成不孕。

宫颈发育异常：如宫颈缺失、狭窄、发育不全，宫颈纵隔，宫颈粘连，宫颈黏液分泌过稠、过少等，都可能引起不孕。

子宫卵巢疾病：子宫先天性发育异常，如先天性无子宫、子宫畸形、双子宫等，子宫内膜病变如多次人流刮宫导致子宫内膜损伤、子宫内膜炎、内膜息肉、子宫内膜分泌反应不良等，都不利于受孕。女性卵巢疾病，如卵巢的卵泡组织欠缺、卵巢发育不全、多囊卵巢综合征、卵巢位置异常、卵巢肿瘤、卵巢功能不全等，也都可能造成女性不孕。

溢乳：溢乳是一种非哺乳期间泌出乳液的不正常现象，它可能是一些生理疾病造成的，也可能是因药物或不良刺激所致。女性处于非哺乳期，乳房若自行或挤压后溢出乳汁的话，这表示女性可能有下丘脑功能不全、垂体肿瘤、慢性肾衰竭、原发性甲状腺功能低下等疾病，但这种情况也有可能是女性常服用避孕药以及降压药所引起的，必要时需要去医院就诊。

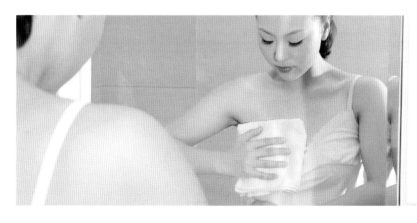

备孕爸爸的身体危险信号

从备孕男性的角度来说，若患有不育症，其身体会很早通过种种迹象发出警报。如果备孕男性可以尽早接收到身体所发出的求救信号，及时做好保养和治疗，就能在很大程度上提早防治不育。

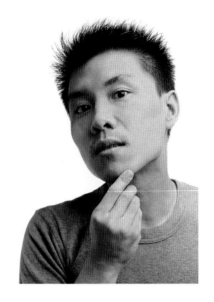

精子异常：男性精子数量过少或无精子、精子活力减弱、精子形态异常等均会造成不育。约有 46% 的不育症是由男性的精子数量和质量异常造成的，男性精子数若少于 2000 万 /毫升，男性的生育能力会大大降低，很有可能会造成不育。

性功能障碍：约有 15.4% 的男性不育症是由男性性功能障碍（阳痿、早泄、遗精等）造成的，这是因为性功能障碍患者的阴茎难以勃起，无法将精子输送到女性的宫颈口，从而给孕育下一代造成极大困难。

睾丸异常：睾丸是精子形成和储存的地方，每个男性都有两个睾丸。如果男性睾丸发生异常，如双侧隐睾、单侧隐睾等，都可导致男性不育。双侧隐睾所致不孕 50% ～ 100%，单侧隐睾所致不孕为 30% ～ 60%。

阴囊外伤：阴囊内有重要的男性生殖器官——睾丸和附睾。阴囊外伤后，会直接影响到男性的睾丸和附睾的功能，从而影响男性的生育能力。

生殖器官感染：男性生殖器官包括外生殖器、附睾、睾丸、副性腺等部分，若某个部位受到细菌、病毒等的感染，则可发生炎症，对男性睾丸的生精能力造成影响，导致男性不育。

精索静脉曲张：精索静脉曲张常见于青年男性，发病率占男性的10% ～ 15%。所谓精索静脉曲张，是指精索里的静脉由于某种原因导致血液回流受阻，血液淤积，造成精索里的蔓状静脉丛纡曲、伸长和扩张，在阴囊里形成蚯蚓状的团块。精索静脉曲张主要表现为阴囊肿大，有沉重和坠胀感，站立行走时加重，平卧休息后减轻。精索静脉曲张会对男性睾丸的生精功能造成影响，使精子数减少、精子活力下降或不规则形状的畸形精子数量增加等，从而造成男性不育。

神经功能障碍：男性神经功能障碍和神经系统疾病，如截瘫、阳痿都会导致男性不育。

内分泌失调：研究表明，若营养缺乏，如摄入的蛋白质质量不高、摄入的热量不足、维生素和矿物质缺乏等，都会使人体的内分泌腺体功能发生改变，打破脑垂体和睾丸之间的平衡，从而对男性睾丸的生精功能造成影响。相反，若营养过剩，也会造成男性生育能力降低，这是因为营养过剩导致男性的睾酮水平下降、雌激素水平上升，从而引发男性阳痿、生精障碍。

精神和心理障碍：精神和心理的因素也会影响男性的生殖功能，导致男性生育力低下，严重的还会导致男性不育。这是因为精神状态的不稳定，会使男性机体神经内分泌功能紊乱，从而影响睾丸功能，干扰精子的生成。

总之，治疗男性因素所引起的不育，首先应该找到导致男性不育的真正原因，再对症下药，有针对性地加以治疗。

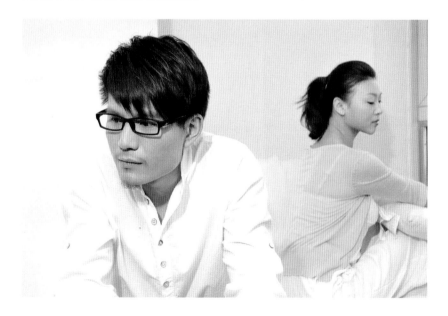

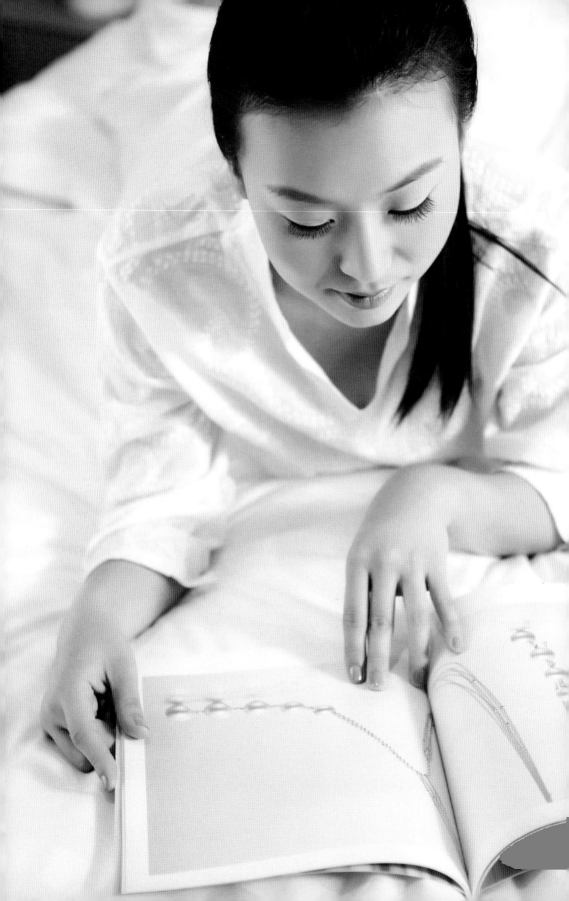

Chapter 2　孕前检查：
孕育优质宝宝

为了孕育最优质的宝宝，从夫妻双方决定要宝宝开始，就得着手做一系列的准备工作了。孕前检查，即是孕前必做的准备之一。做好孕前检查，可以有效避免遗传病等其他医学疾病，确保备孕夫妻双方在身体处于最佳状态时怀上宝宝，给优生优孕开个好头。

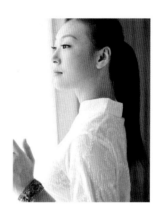

孕前检查对于优生优孕的意义毋庸置疑，对于备孕夫妻来说，孕前检查是极为有必要的，尤其是在新的《婚姻法》没有了强制婚前检查规定的今天，孕前检查的意义更为重大。只是，何时做孕前检查，做哪些检查……备孕夫妻几乎是一头雾水。接下来，我们就来对孕前检查做个全面的了解吧！

1.备孕夫妻孕前身体检查清单

一般来说，备孕夫妻孕前检查的最佳时间是准备怀孕前的 3 ~ 5 个月。孕前 3 个月左右，备孕夫妻可以考虑去医院检查是否患有乙肝病毒、风疹病毒、弓形虫、巨细胞病毒等。下面，就一起来看看备孕夫妻在孕前要做的体检项目吧！

备孕夫妻孕前身体检查清单表

检查项目	检查对象	检查目的	检查方法
外阴部检查	备孕女性	观察外阴部是否有炎症、伤痕，阴道前后是否膨出，是否有子宫脱垂或尿失禁现象	直接观察法
宫颈检查	备孕女性	检查女性宫颈是否异常，宫颈糜烂程度	宫颈涂片或者阴道镜
子宫附件检查	备孕女性	检查是否患有子宫肌瘤、盆腔炎或囊肿等	妇科 B 超
白带常规检查	备孕女性	检查白带是否异常，以便进一步确诊是否患有阴道炎、宫颈炎等疾病	取验阴道内白带
Torch	备孕女性	检查弓形虫、巨细胞病毒、风疹病毒。怀孕后孕妈妈感染风疹病毒的概率很高，一旦感染，会导致流产和胎儿畸形	静脉抽血化验
染色体检查	备孕女性	检查遗传性疾病，避免将疾病传给下一代	静脉抽血化验

检查项目	检查对象	检查目的	检查方法
肝功能	自身为肝炎患者的备孕女性	检查肝炎的程度是否会对怀孕后的胎儿造成影响，肝炎病毒是否会直接传染给宝宝等	静脉抽血化验
ABO 溶血	血型为 O 型的女性，丈夫为 A 型、B 型，或者有不明原因的流产史的夫妻	避免宝宝发生溶血症	静脉抽血化验
尿常规	备孕女性	对备孕女性的尿道系统加以检查，能够尽早了解是否有异常	尿液化验
内分泌	备孕女性	诊断是否患有月经不调等卵巢疾病	静脉抽血化验
口腔检查	备孕女性	检查牙齿是否健康，以便尽早治疗	看牙医
精液检查	备孕男性	了解备孕男性精子的数量、活力、存活力、是否畸形等，并可辅助诊断男性生殖系统疾病	精液化验

以上几项孕前检查项目都十分简单，几乎所有医院妇产科都可以做，只要花费半天时间就可以完成，适合于每对备孕夫妻。其他还有一些特殊的检查，备孕夫妻可以依据自身情况向医生咨询是否需要做。总之，为了下一代，孕前检查对备孕夫妻来说是一道必须执行的命令。

2.常规检查项目分析

许多备孕女性在体检完后，拿着一堆化验单，常感觉到"一头雾水"，下面就对常规检查项目的具体情况进行基础的分析。

妊娠尿检：停经 40 天左右时，妊娠尿样呈阳性，依此确定为妊娠。

血常规检查：检查血红蛋白、血小板、白细胞等。主要判断备孕女性是否贫血，女性血红蛋白正常值为110～150克/升。轻度贫血对孕期及分娩影响不大，中毒贫血则会引发早产、低体重儿等不良后果。

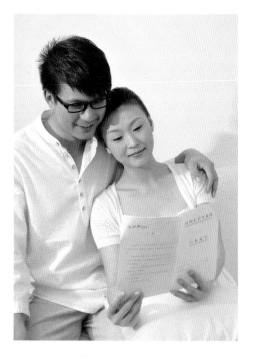

白细胞在机体内有消灭病原体、保卫健康的作用，正常值为（4.0～10.0）×10⁹/L，超过这个范围就有感染的可能，但是孕期可能会有轻度升高。

血小板起止血、凝血的作用，正常值为（100～300）×10⁹/L，若血小板数量过低，则会影响凝血功能，容易发生出血症状。

尿常规检查： 检查尿液中蛋白、糖及酮体，镜检红细胞和白细胞等。正常指标均为阴性。如果蛋白呈阳性，则提示有妊娠高血压肾脏疾病的可能。如果糖或酮体呈阳性，说明有糖尿病的可能，需进一步检查。如果发现有红细胞和白细胞，则提示有尿路感染的可能。如伴有尿频、尿急等症状，则需及时治疗。

肝、肾功能检查： 检测谷丙转氨酶（GPT）、谷草转氨酶（GOT）、尿素氮（BUN）、肌酐（Cr）等。主要检查有无肝炎、肾炎等脏器疾病。怀孕时肝脏、肾脏的负担加重，如果指标超过正常范围，提示肝、肾功能不正常，怀孕会使原来的疾病"雪上加霜"。

肝功能正常值： 谷丙转氨酶 0～40U/L，谷草转氨酶 40U/L～55U/L。

肾功能正常值： 尿素氮 9～20mg/dL，肌酐 0.5～1.1mg/dL。

孕前口腔检查，是备孕女性不可忽略的一件事。孕前去医院看看牙，保证牙齿的健康，也是女性安全度过孕期的前提之一。一般来说，女性孕前应进行下列口腔检查。

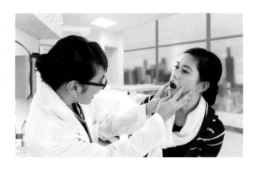

1. 牙龈炎和牙周炎

女性在怀孕后，体内的雌激素水平明显上升，这会导致女性牙龈中血管增生，血管的通透性增强，易引发牙龈炎，即"妊娠期龈炎"。

研究显示，孕前未患牙龈炎的女性，怀孕之后患妊娠期龈炎的比例和严重程度均小于在孕前就有牙龈炎或是牙周炎症状的女性；而在孕前就患有牙龈炎或是牙周炎的女性，怀孕后炎症会加重，牙龈出现增生、肿胀，出血显著，个别的牙龈还会增生至肿瘤状，这被称作"妊娠期龈瘤"。孕妈妈患妊娠期龈瘤后，牙齿极易出血，严重时还会对饮食造成影响。

女性在孕前患有中、重度的牙周炎，若不治愈，怀孕后生出早产儿和低体重儿的概率也会大大增高。因此，女性在孕前一定要做好牙龈炎和牙周炎的检查和系统治疗。

2. 蛀牙

孕期生理的改变、饮食习惯的变化以及对口腔护理的疏忽，常常会加重蛀牙病情的发展。一旦发生急性牙髓炎或根尖炎，不但会给孕妈妈带来极大的痛苦，而且服药不慎还会给胎儿带来不

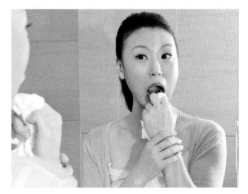

利影响。

另外，女性患有蛀牙，怀孕后生出的小宝宝患蛀牙的可能性也会大大增加，原因之一就是母亲是婴儿口腔中蛀牙细菌的最早传播者。

因此，女性在孕前一定要做好牙齿检查。及时治疗蛀牙，无论是对自身还是对未来宝宝，都是大有裨益的。

3. 阻生智齿

阻生智齿是指口腔中最后一颗磨牙（后槽牙）由于受颌骨和其他牙齿的阻碍，无法完全萌出，导致部分牙体被牙龈覆盖，以下颌第三颗磨牙最为常见。阻生智齿的牙体和牙龈之间存在较深的间隙，易积留食物残渣，导致细菌滋生、繁殖而引起智齿冠周炎。

由于智齿多在 18 岁以后萌出，且智齿冠周炎又最容易发生在 20 ～ 35 岁，这个年龄段刚好是大多数女性怀孕的时间，因此要想在孕期防治此病的发生，应在孕前将口腔中阻生智齿拔除。

4. 口腔卫生

孕期口腔常见病和女性口腔卫生状况密切相关，女性一旦下定决心要个宝宝，在孕前一定要到口腔科做一次彻底的口腔检查，并接受医生的健康指导，比如如何正确地刷牙，如何正确地使用牙线以及孕前若患有口腔疾病，何时进行治疗才安全，以保证孕期牙齿健康。

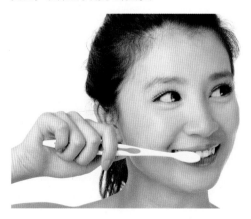

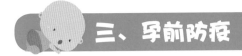

三、孕前防疫

对于某些传染性疾病，最直接、最有效的方法就是注射疫苗。目前，我国还没有专门为女性设计的怀孕免疫计划，但专家建议备孕女性在孕前最好能注射以下几种疫苗。

1. 乙肝疫苗——孕前9～10个月注射

乙型肝炎的重要传播途径之一便是母婴传播。一旦传染给宝宝，宝宝就会发展成慢性乙肝病毒携带者。因此，备孕女性提前注射乙肝疫苗十分重要。

注射时间：备孕女性最好从孕前9～10个月开始注射乙肝疫苗，即从第一针算起，在此后1个月注射第二针，在6个月时注射第三针。若备孕女性在3年前注射过乙肝疫苗，此时只需打一针加强针就可以了。

免疫效果：免疫率可达95%，免疫有效期在7年以上。

幸"孕"提示：注射此种疫苗前先行在社康或医院做乙肝两对半检查。若无抗体则此种疫苗需注射3次才有效。乙肝疫苗不是活疫苗，孕期也可以用。

2. 风疹疫苗——孕前5～7个月注射

风疹病毒通过呼吸道传播，如果女性在怀孕的时候感染风疹病毒，有1/4的孕妈妈早孕期间会出现先兆流产、流产、死胎等严重后果，也可能会引发胎儿在出生后先天性畸形、先天性耳聋等。

注射时间：一般来说，备孕女性在孕前3个月注射风疹疫苗即可。但是，为了保险起见，建议备孕女性还是将风疹疫苗的注射时间提前到孕前5～7个月为好，这样可以给自己留下充足的时间。如果风疹病毒抗体消失，备孕女性还能在孕前3个月再次注射。另外，备孕女性应在注射疫苗2个月后确认体内是否产生抗体。

免疫效果：疫苗注射的有效率约为98%，可达到终身免疫。

幸"孕"提示：注射之前先去医院抽血检验看看自己是否已经有抗体，若有则不用注射。

3.水痘疫苗——至少在孕前 3 个月注射

孕妈妈在妊娠的不同时期感染水痘，会给自身和胎儿带来不同的危害。孕妈妈在孕早期感染水痘，可导致胎儿患先天性水痘或新生儿水痘；在孕晚期感染水痘，可能导致孕妈妈患严重的肺炎甚至威胁到孕妈妈的生命。

注射时间：建议没有接种水痘疫苗的备孕女性至少在孕前 3 个月接种水痘疫苗。

免疫效果：终身免疫。

幸"孕"提示：注射之前先去医院抽血检验看看自己是否已经有抗体，若有，则不用注射。如接种后就立刻发现怀孕，要请医生进行密切的产检追踪观察，以确保没有问题。

4.甲肝疫苗——至少在孕前 3 个月注射

甲肝病毒可以通过饮食、水源进行传播，而孕妈妈在妊娠期内由于内分泌的改变和营养需求量的增加，导致肝脏负担加重，对病毒的抵抗能力减弱，极易受到感染。

注射时间：建议经常出差或经常在外边吃饭的备孕女性至少在孕前 3 个月接种甲肝疫苗。

免疫效果：免疫时效可达 20 ~ 30 年。

5.流感疫苗——孕前 3 个月注射

如果准备怀孕的前 3 个月刚好是在流感疫苗注射期，则可以考虑注射流感疫苗。注意，如果备孕女性对鸡蛋过敏，则不宜注射此疫苗。

注射时间：南方地区每年 11 月底或 12 月初，北方地区每年的 10 月底或 11 月初。

免疫效果：免疫时效可达 1 年左右，但因为每期流感的病原菌类型不同，也不能单单靠打一次流感疫苗就能预防所有流感，也要平时多运动，注意劳逸结合，注意饮食等。

四、孕前 TORCH 检查

备孕夫妻只有在孕前将一切风险降到最低，将一切疾病扼杀在"摇篮"之中，才能为宝宝日后的健康撑起一片蓝天。备孕夫妻除了要提前看牙、注射疫苗外，还需要做好 TORCH 检查。

1. 何谓 TORCH 检查

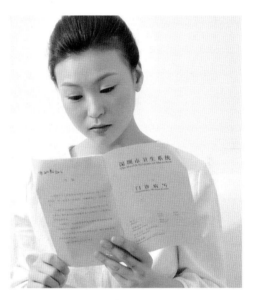

TORCH 检查的中文名为"优生项目检查"，又名"优生五项""致畸五项"。1971 年，美国学者经研究，将引起孕妇子宫内胚胎感染而导致流产、发育异常以及先天性畸形的病原体英文名词的首字母组合在一起，便有了 TORCH 一词。

TORCH 是一组病原体，T 是弓形虫的字头(Toxoplasma)，O 是其他病原体 (Others)，R 是风疹病毒 (Rubella virus，C 是巨细胞病毒 (Cytomegalovirus)，H 是疱疹病 (Herpesvirus)。备孕女性在孕前应进行 TORCH 检查，以确认自己的免疫状态良好，做到明明白白怀孕，安安全全优生。

2.TORCH 的危害

TORCH 的英文含义是"火炬"以此提醒人们对母婴传播疾病的重视。那么，TORCH 对怀孕究竟有什么样的危害呢？一起来看看吧！

弓形虫（T）

备孕女性感染了弓形虫后，自身的症状一般较为轻微，但却可通过胎盘将弓形虫传播给胎儿，给胎儿的健康带来不利影响。

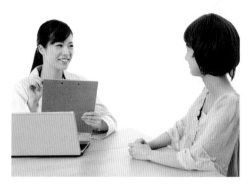

感染发生在孕前期时，多会引起流产、死产或生下没有生活能力及发育有缺陷的宝宝；感染发生在孕中期，多会出现早产、死胎或产有严重的脑、目眼疾病的宝宝；感染发生在孕晚期，胎儿发育正常，但会出现早产或宝宝出生后出现不良症状。

孕前备孕女性要避免接近宠物，尤其是猫，以免感染弓形虫。但备孕女性如果真的感染了弓形虫，也不要太过紧张，因为服用药物也可治疗弓形虫。磺胺嘧啶和乙胺嘧啶是治疗弓形虫病的特效药，但妊娠头 3 个月内的孕妈妈不宜服用乙胺嘧啶。此外，氯林可霉素也可用于治疗弓形虫病。受到感染的孕妈妈在孕期至少应检测 3 次，必要时也可采取手术终止妊娠。

其他病原体（O）

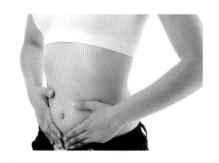

这类病毒主要是通过性传播引发女性尿道炎、膀胱炎、宫颈炎、子宫内膜炎等，导致流产、早产、胎膜早破、宫内发育迟缓等，严重的还会导致女性不孕。

建议备孕夫妻在孕前应注意了解健康知识，注意性卫生，则可以有效防止此类病毒的感染。一旦感染此类病毒，应注意及时治疗。

风疹病毒（R）

我国绝大多数女性都感染过风疹病毒，且具有一定的免疫力，即便如此，备孕女性仍要在孕前 6 个月注射风疹疫苗，因为妊娠期间孕妈妈感染风疹病毒会导致流产、胎儿畸形甚至死胎。其感染的严重程度取决于感染的时间，若在妊娠前8周感染，会导致流产率达 20%；若是妊娠 12 周感染，则会导致胎儿受到感染引发严重的后遗症，如心脏缺陷、糖尿病、神经性耳聋等。

巨细胞病毒（C）

巨细胞病毒的感染和女性日常的生活有关，如接触过猫、狗等宠物，进食半熟的鱼肉等，曾经有过输血或进行过器官移植，有过低热经历，皮肤长期出现红斑、皮疹等。女性感染这些病毒后，大多无典型症状，但这些病毒却会直接传播给胎儿，给胎儿的健康带来严重危害，严重者可导致宫内死胎和新生儿死亡。

宝宝感染巨细胞病毒的途径为：在孕妈妈分娩过程中，新生儿在经过孕妈妈产道时接触到巨细胞病毒而感染；通过母乳喂养感染；通过多次输血感染。一般新生儿感染巨细胞病毒之后没有过多的不良反应，但早产儿和体弱儿若感染巨细胞病毒，可能会导致神经肌肉受损。

单纯疱疹病毒（H）

单纯疱疹病毒感染较为常见，感染途径主要通过分泌物和与易感染的人密切接触有关。孕妈妈在妊娠期间感染了单纯疱疹病毒，可引起胎儿先天性感染，严重的还会导致胎儿死亡。新生儿感染单纯疱疹病毒后可能会引起中枢神经系统感染和内脏感染。

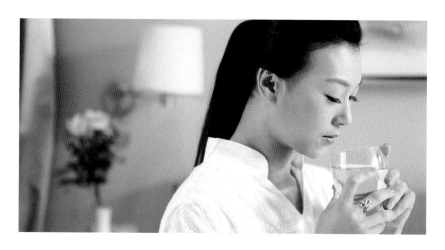

3. 如何看懂 TORCH 血清学检验报告单

孕前做 TORCH 检查可以了解备孕女性在孕前对弓形虫、风疹病毒、巨细胞病毒、单纯疱疹病毒等病毒的免疫情况，并根据结果推算孕后胎儿发生功能感染、发育异常乃至先天性畸形的概率，从而给备孕女性更好的孕前及孕期指导，尽量减少可避免的一些严重后果，最大可能地让备孕女性生出个健康宝宝来。

目前，医院主要采用酶联免疫法测定血清抗体的方法来诊断备孕女性是否感染了这五种病毒。那么，如何看懂 TORCH 血清学检验报告单，清楚地知道自己的检测结果呢？下面就告诉你一个小妙招。

TORCH 筛选包括 IgG(以往感染 TORCH 的情况) 和 IgM(近 1 ~ 2 月感染 TORCH 的情况) 两种抗体。

一般来说，如果 IgG 呈阳性，则表示备孕女性过去被感染过，目前对胎儿不会造成太大影响。如果 IgM 呈阳性，则表示备孕女性近 1 ~ 2 个月被感染，可能会导致胎儿畸形。在我国育龄妇女中，大部分女性的风疹和巨细胞病毒 IgG 为阳性。所以有的备孕女性一看到报告单上有阳性，就有点紧张害怕，现在你了解了这些知识就可以避免不必要的担心哦！

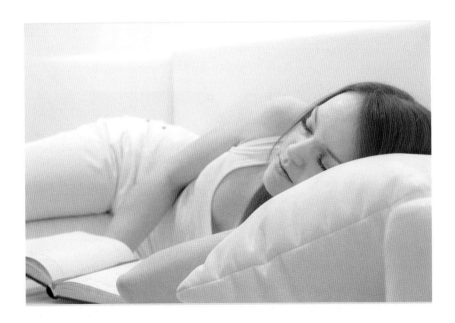

疾病是优生的一大杀手，在备孕夫妻积极"造人"的紧要关头，哪怕是一点普通的疾病都可能会带来意想不到的后果——流产、早产、胎儿畸形……要想孕育出健康、聪明的优质宝宝，备孕夫妻双方的身体健康是首要前提。

因此，只要备孕夫妻有身体不适，都应该尽快去医院积极治疗，只有将疾病治疗好后才可以怀孕哦！

1. 妇科疾病

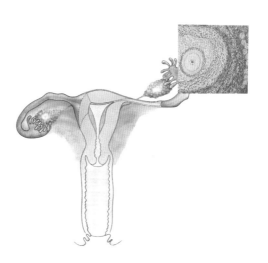

前面已经讲过，不少妇科疾病是导致女性不孕的元凶，就算有幸怀孕，这些疾病也很可能会对胎儿的健康发育带来威胁。因此，备孕女性若患有妇科疾病，一定要在孕前积极配合治疗，这样才能确保未来宝宝的健康。

阴道炎

大多数女性都患过或存在阴道炎症，但很多人对其并不重视。殊不知，备孕女性在患有阴道炎症的情况下怀孕，很可能助长霉菌生长，使原有的炎症更加严重。如备孕女性患有真菌性阴道炎、滴虫性阴道炎，则很可能会逆行感染，至宫腔影响胎儿生长发育，严重时可出现流产、早产、死胎等情况，即使妊娠可延长至孕足月，则在分娩时很可能会感染胎儿，导致新生儿的一些感染性疾病，同时产妇本身在产后亦容易伤口感染、患盆腔炎等。

幸"孕"提示：备孕夫妻要留心双方的性生活中是否有异常情况出现，如性交后阴道是否出血等。如果存在类似的异常情况，则应尽快去医院检查，早发现、早治疗，在身体状况允许的情况下再去受孕。

盆腔炎

盆腔炎主要是指女性盆腔器官的一类炎症性疾病。备孕女性患有盆腔炎则很可能会导致输卵管粘连阻塞，从而引发不孕；还会对受精卵的运行造成障碍，引起宫外孕，对备孕女性的身体健康和生命安全造成极大的威胁。即便能够顺利怀孕，也可能会使宫内胎儿受到感染而影响健康发育。

幸"孕"提示： 备孕女性应在孕前先治愈急性盆腔炎，无明显异常时再怀孕。一般来说，在临床痊愈后，无服药的第 2 个月经期就可怀孕。

宫颈糜烂

宫颈管的上皮细胞可以分泌宫颈黏液，备孕女性宫颈黏液的质地及分泌量关系到男性精子能否通过宫颈进入宫腔。

宫颈糜烂是由于损伤或病原体侵入而引起的一种慢性炎症，根据病变范围可以分为轻度宫颈糜烂、中度宫颈糜烂和重度宫颈糜烂。轻度宫颈糜烂大多没有明显的症状；中、重度宫颈糜烂的症状多为白带增多，呈白色黏稠状或淡黄色脓性，也可能有血性，有的还会伴有腰骶部痛及下腹坠胀。

备孕女性患有中、重度宫颈糜烂时，由于炎症的影响，会导致阴道内环境改变，宫颈分泌物增多，质地黏稠，且含有大量的白细胞，不利于精子穿透并对精子的活动、活力产生不利影响，故而导致不孕。

幸"孕"提示： 备孕女性若患有宫颈糜烂，根据病情，必要时应积极治疗，一般来说，备孕女性在治疗开始至完全愈合需要 4 ~ 8 周的时间。治愈后可怀孕。

卵巢肿瘤

卵巢是女性体内重要的性腺，也是肿瘤的多发部位，不过卵巢肿瘤多是良性。

在临床上，妊娠合并卵巢肿瘤较为常见，在妊娠期对女性有较大危害。妊娠合并卵巢肿瘤者，在孕早期可能因肿瘤占位影响妊娠子宫而引起流产；孕中期由于子宫位置改变易发生卵巢囊肿蒂扭转而病变为急腹症，需要手术治疗；若备孕女性所患肿瘤较大，孕晚期则可导致胎位异常，或是在分娩时造成产道梗阻难产。

幸"孕"提示：备孕女性如果在孕前检查发现了卵巢肿瘤，有手术指征者应治疗痊愈 3 个月后再怀孕；暂无明确手术指征者，则应向医生咨询后再决定能否怀孕。

2. 性传播疾病

性传播疾病是一个隐晦的话题，一些患有性传播疾病的男性或女性常常因为羞于启齿，而使之成为无法言说之痛。

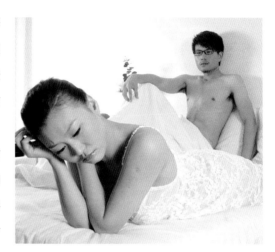

殊不知，性传播疾病对生育有着极大的伤害，它们大多数可以传染给胚儿，并且大多数的性传播疾病治疗困难，对患者身体及心理的伤害很大。对此，备孕夫妻一定要高度重视，在孕前要积极治疗，待疾病彻底治愈后方可怀孕。

尖锐湿疣

尖锐湿疣常常与其他性传播疾病同时存在，所以需要在医治时检查完全、医治彻底。一般产生在外阴部的尖锐湿疣，如果湿疣较小，备孕女性就无须过分担心，因为这种情况下，治疗较容易，易彻底治疗，治愈后并不影响受孕；如果湿疣较大，尤其是当子宫颈上的湿疣汇集成团，梗塞在子宫口处，影响精子的运行时，则会影响受孕且会交叉感染，所以需要治愈后再行怀孕。

若孕妇患尖锐湿疣，因为怀孕期外生殖器充血，且机体免疫功能也有所改变，会使尖锐湿疣发展较快，体积增大迅速，数目增多，有时候疣体太多会妨碍胎儿经阴道生产，并且胎儿经阴道生产时还有可能发生感染。

幸"孕"提示：备孕夫妻任何一方患有尖锐湿疣时，一定要在孕前进行及时、彻底的治疗。另外，尖锐湿疣在去除后是极易复发的，因此备孕夫妻即便治愈此病，也要观察 3 ~ 6 个月再怀孕。

生殖器疱疹

生殖器疱疹是一种常见的性传播疾病，对人们的日常生活和生殖健康有着极大的影响。女性若在妊娠期患上此病，则可通过胎盘引起胎儿病毒血症、宫内发育迟缓、流产、早产及死产等。

幸"孕"提示：备孕夫妻在怀孕前一定要做个全面的身体检查，明确身体状况，一旦发现患有此病，最好选择治愈后再怀孕。如果生殖器疱疹经治愈后半年没有复发，夫妻双方即可考虑怀孕。

淋病

淋病是一种常见的性传播疾病。男女双方若有一方患淋病，即可通过性生活将此病传给对方。

如果女性在孕前患有淋病，开始病变主要为尿道和子宫颈发炎，如果没有及时彻底治疗，会继续上行感染，发生子宫内膜炎、输卵管炎、盆腔炎等，从而造成不孕。

如果女性在妊娠期感染淋病，则会引发胎膜早破、流产、早产或胎死宫内。在分娩过程中，胎儿通过患者产道时也可能被感染，从而引发新生儿淋菌性结膜炎，如不及时治疗或治疗不当，可致失明。

幸"孕"提示：备孕夫妻若有一方患有淋病，则应及时到正规医院彻底治疗后再生育。

梅毒

梅毒是仅次于艾滋病的对人体伤害极大的性病，它会造成流产、早产、新生儿先天梅毒、死胎等。更为可怕的是，一些隐匿性梅毒患者本身对这一病情却全然不知，导致疾病传播给他人。

幸"孕"提示：计划怀孕的备孕夫妻一定要在孕前 3 个月去医院做相关的检查，做到早发现、早治疗。

软下疳

软下疳是一种性传播疾病，主要通过不洁的性生活传染。软下疳对女性生育有着极大的危害。

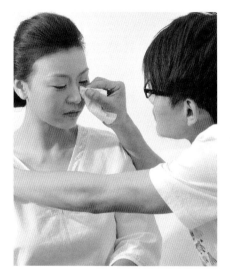

备孕夫妻若有一方患有软下疳，若不及时治疗，则可能会引发一系列的炎症，严重时会导致生殖器官受损。女性若是在妊娠期感染软下疳，则可能会导致胎儿畸形或是引发流产等。

幸"孕"提示：备孕夫妻若有一方患有软下疳，一旦计划怀孕，就应到正规医院做相关诊治，治愈后再生育。

3.常见病

备孕夫妻都希望自己以最佳的身体状态来迎接怀孕，给未来的小宝宝创造一个良好的生长环境。但人生不如意之事十有八九，一些备孕夫妻总是被大大小小的疾病所纠缠，稍不注意，就有可能给自己和未来的宝宝带来极大的危害。

正所谓"优生优育始于孕前"。对于一些常见病，只要备孕夫妻在孕前做好防治，就能够很好地将疾病挡在门外。

痔疮

备孕女性若患有痔疮，最好在怀孕前治愈。因为怀孕后，一部分孕妈妈会出现便秘等症状，而先前患有痔疮的备孕女性若没有治愈，怀孕后会导致病情加重，使排便更加困难，严重时还会出现血栓疼痛的症状，那时再去治疗，就比较麻烦了。

幸"孕"提示：患有痔疮的备孕女性在计划要宝宝的时候，就应该尽快去医院将痔疮治疗好。如果进行了手术治疗，则要在痔疮手术1个月后复查没有异常的情况下才能准备怀孕。

结核病

肺结核具有发现晚、病情重、发展快、排菌多等特点，具有极强的传染性。女性若患有结核病，可直接传染给胎儿。

幸"孕"提示：患有肺结核的女性，在怀孕前一定要先治愈肺结核，等病灶稳定 2 ～ 3 年且不需用抗结核药物治疗后，才可以考虑怀孕。

乙肝

乙肝女性患者是可以生育的，不过，首先要做好孕前检查，把握好时机。一般认为，如果乙肝患者肝功能检查保持半年以上正常，身体感觉良好，体力充沛，食欲正常，就能够怀孕。而如果检查结果显示乙肝病毒复制指标（乙肝病毒 e 抗原、乙肝病毒脱氧核糖核酸）为阴性时，备孕女性怀孕会更好。

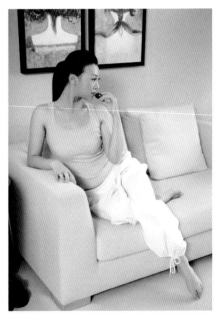

如果备孕女性是病毒携带者，长期随访检查肝功能系列始终正常，B 超检查不提示肝硬化，也可以考虑怀孕。

如果备孕男性是乙肝患者，其肝功能正常且稳定，配偶又有保护性抗体（抗 –HBs），生育就没有问题。但如果备孕女性缺乏保护性抗体，则需注射乙肝疫苗，使其产生保护性抗体之后再怀孕。

如果备孕男性肝功能异常，只要乙肝病毒 DNA 浓度不高，即呈阴性，是不会影响精子质量的。

如果备孕男性患有"大三阳"，正处于乙肝病毒活动期，其精子中乙肝病毒 DNA 浓度较高，则可能让后代成为乙肝患者或是乙肝病毒携带者。建议备孕男性最好推迟生育时间，积极进行治疗，控制一下病情再开始准备怀孕。

急性肾炎

患有急性肾炎的备孕女性，若能够得到及时、合理的治疗，大多可以逐渐好转直至康复，并能怀孕。但若孕妈妈在妊娠期患有急性肾炎，则很容易引发流产及早产，若同时伴有高血压，则很有可能会引发死胎。另外，妊娠会让肾炎加重，导致病情恶化。

幸"孕"提示：患有急性肾炎的备孕女性，一定要到医院将肾炎治愈再考虑怀孕。另外需要注意的是，急性肾炎恢复的时间长短不一，因人因病而异，所以要定期去复查，在医生认为身体恢复的情况下再受孕。一般即便是在非常顺利的情况下，也需要 2 年的时间肾功能才可以完全康复。

甲状腺功能亢进

甲状腺功能亢进症简称"甲亢"，是因甲状腺分泌甲状腺素过多或因甲状腺激素在血液循环中水平增高所引起的一组内分泌疾病，其症状为多食、多汗、大便次数多、心悸和体重减轻，基础代谢率增高。患有甲状腺功能亢进者，应经医生诊断后再决定是否怀孕。

轻、中型的甲亢患者是完全可以生育的，严重的甲亢患者则需治疗一段时间后再怀孕。备孕女性在检查后，经内分泌科和产科医生同意，认为其能够怀孕，备孕女性此时便可以考虑怀孕。需要注意的是，女性在受孕成功后，在孕期一定要定期检查，测定甲状腺受体抗体 (TRAb) 的浓度，及时了解胎儿的发育情况，若稍有异常情况应及时向医生反馈，以便及时采取措施。

一般来说，患有甲亢的女性对妊娠没有太大影响，而且，由于妊娠时孕妈妈体内的黄体酮增加，反而会导致其甲亢症状减轻；但一旦中止妊娠或分娩后，甲亢的症状还有可能加重。

幸"孕"提示：患甲亢的备孕女性应在医生的指导下进行合理的治疗，要注意休息，适当增加营养，坚持服用抗甲状腺药物，定期检查甲状腺功能，但切忌用同位素检查。同时，备孕女性在服用药物的过程中，要注意药量不可过多，因为这会导致胎儿产生先天性甲状腺功能减退，发生先天性呆小症。

缺铁性贫血

女性患有缺铁性贫血，妊娠期易并发"妊娠高血压综合征"，严重的，还会导致孕妈妈心力衰竭，对孕妈妈的生命造成威胁，而且还有可能使子宫缺氧、缺血，导致胎儿生长受限，并发早产、死产和低体重儿的概率增加等。

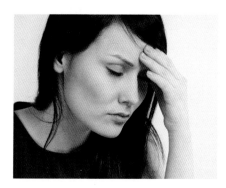

幸"孕"提示： 缺铁性贫血、营养不良性贫血在补充铁剂及营养后，很快就会得到改善。但由于慢性失血造成的贫血，如月经过多、痔疮等，应孕前进行积极治疗。

4. 遗传性疾病

我们都知道，有很多疾病都有遗传的"倾向"，但备孕夫妻也无须过分担心，只要未雨绸缪，孕前做好防治工作，就有可能阻断它在未来宝宝身上的延续。

高血压病

高血压是一种有遗传倾向的疾病，因此，准备怀孕的女性，尤其是家族有高血压病史者，在准备怀孕时一定要测一下血压。如果备孕女性已经知道自己患有慢性高血压，那么在怀孕之前，必须经过心血管专家的全面检查后方可决定能否妊娠。掌握备孕女性在妊娠前血压的状况，心脏、肾脏

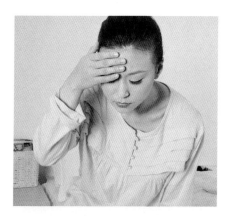

是否受到影响，眼底有无异常，对妊娠期间母子的健康安全十分重要。

备孕女性若是患有早期高血压病，且没有明显的血管病变，一般都可以怀孕。

备孕女性在怀孕后要认真接受检查监护，注意血压的检测及治疗等，以减少流产、早产、宝宝发育迟缓等发生的概率。

糖尿病

糖尿病是多基因遗传病、代谢性内分泌疾病，有家族遗传的倾向。糖尿病可以引起全身性系统代谢和功能的异常。备孕女性在怀孕后很可能会尿糖增加、血糖增高，若患有糖尿病的话，则在妊娠期易发生酮症酸中毒。

另外，糖尿病所致的血糖升高和糖代谢紊乱会引起很多并发症。患有糖尿病的女性患妊娠高血压综合征的概率是正常孕妇的 4 ～ 8 倍，且病情较为严重，也较易发生感染，严重者还会发展为败血症，流产、早产的可能性较大；对于胎儿来说，易出现巨大儿、胎儿畸形等，若出现巨大儿，分娩时常发生宫缩无力、产程延长或者产后出血等。

建议患有糖尿病的备孕女性在孕前应去找内分泌和产科医生做相关咨询和检查，若经过检查，认为可以怀孕之后再行妊娠较为稳妥；若出现了计划外的怀孕，且又很想要这个宝宝，则需找专科医生进行咨询权衡利弊后，在内分泌科和产科医生的共同监护下妊娠。

心脏病

心脏病不会对受孕率造成影响，但患有心脏病的备孕女性怀孕后一旦发生心脏衰竭，可因缺氧而引起子宫收缩而发生早产，缺氧还会导致胎儿宫内发育迟缓或胎儿窘迫。

幸"孕"提示：凡是平时感觉呼吸困难、容易感到疲劳、心慌心悸的备孕女性应在怀孕前去医院检查一下心脏，一旦确诊为心脏病，则应在怀孕前积极治疗。症状不严重的心脏病患者，可以向医生咨询能否怀孕，在征得医生同意后，备孕女性应选择有心脏病专业医生的医院就诊，在医生的指导下妊娠。

另外，先天性心脏病有一定的遗传倾向，为了避免宝宝患上先天性心脏病，患有先天性心脏病的备孕女性一定要谨慎怀孕，怀孕后需要在怀孕中期进行胎儿心脏超声检查，了解胎儿的心脏情况。

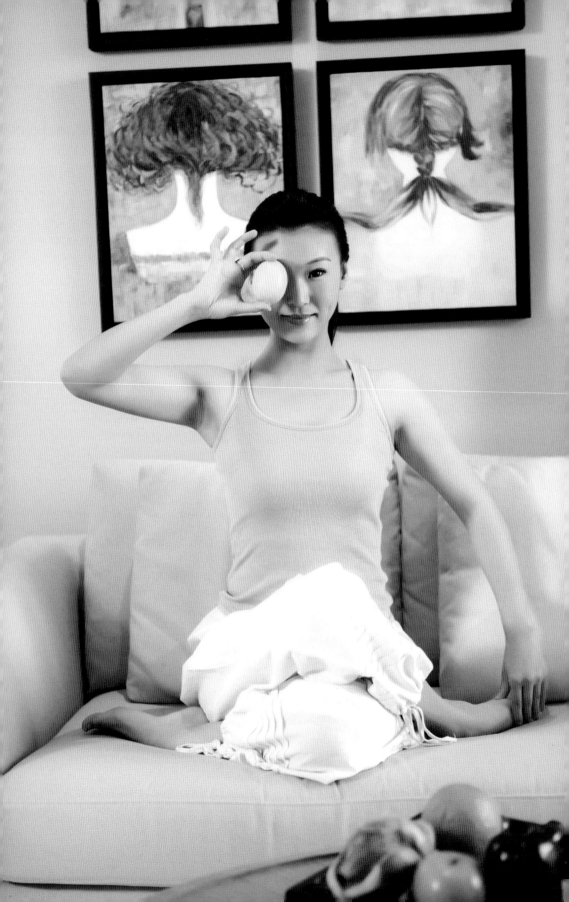

Chapter 3　孕前吸养：
好"孕"十足

　　孕前准备工作没有做，天天加班，喝咖啡、浓茶，还生病吃着药，突然间发现自己意外怀孕了，这"意外的惊喜"到底是要还是不要呢？真是纠结啊！

　　最近身体虚得很，宝宝却意外造访，不知道这虚弱的身子能否提供两个人的养分。未来母子的健康和安全真是让人担忧……

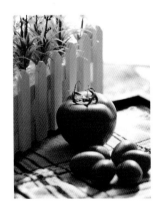

　　孕前没有做好充足的营养准备，心里不免有些忐忑。怀孕绝对不是只有怀胎的 10 个月才重要，孕前的准备也同样关键。

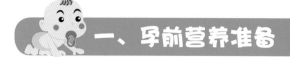

一、孕前营养准备

生一个活泼健康的孩子是每一对夫妻的愿望。要想实现这个愿望，夫妻双方从孕前就要开始注意调节饮食，做好孕前营养准备。这是为什么呢？

1. 为胎宝宝建造一个温暖的"家"

在孕前，夫妇双方具有良好的营养状况、拥有健康的体质，才能产生高质量的精子和卵子，为受精卵的良好发育打下基础。同时，在人生的各个时期中，没有哪个阶段像胎儿这样依赖于母体，母体的营养与胎宝宝的发育密切相关。

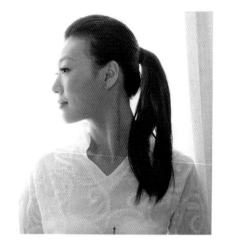

胎儿的营养完全依赖于母体的供给，母体的不良健康状况将对胎儿的健康造成巨大影响。如果女性孕前营养不良，体内各种营养素就会储备不足，在怀孕后若不能及时补充，胎儿则无法从母体中摄取足够的营养素，其发育就会受到限制，很容易导致胎儿宫内发育迟缓，其可严重危及宝宝的心、智、体各方面的健康，甚至有的会导致胎儿畸形。此外，孕前营养不良的女性可能会发生乳腺发育不良，从而导致产后泌乳不足，影响到新生儿的喂养。

平时营养差的女性，怀孕后必然体质差。即使孕后加强了营养，但由于胎儿的营养需求，孕妇的体质也不可能有明显的增强，待到临产时往往不易承受分娩所需的大量体能消耗，致使分娩时产力弱、子宫收缩无力、产程延长，甚至造成难产，给产妇、新生儿带来危险。

2. 孕前营养储备，为孕早期助力

备孕夫妻在准备怀孕前应注意保持身体健康，注重营养的补充，特别是女性更不能缺少营养，不能偏食、挑食或节食，以免造成营养缺乏，给怀孕带来很多本不必要的麻烦，甚至是危害。

　　女性孕前营养不良有可能导致不孕，也有可能导致怀孕初期胎儿发育迟缓，因此，女性在孕前补充营养是十分重要的。胎儿大脑和神经系统的发育自妈妈怀孕后 3 个月已经开始，并且一直延续到孩子的青春期为止，其中最关键的是妈妈怀孕 3 个月这一阶段。在这个时期内，胎儿的各个重要器官心、肝、肠、肾等都已经分化完毕，并初具规模，大脑也开始急剧发育。因此，在这个关键时期，胎儿必须从母体获得充足而全面的营养，特别是优质蛋白质、脂肪、矿物质、维生素、铁、叶酸等。这些物质一旦不足，就会妨碍胎儿的正常发育。研究证明，如果孕期母亲患缺铁性贫血、叶酸缺乏等都可能导致胎儿出现缺陷，造成脑及神经管畸形，从而影响生命质量等。怀孕后的 1 ~ 3 个月，恰恰是孕妈妈容易发生早孕反应的时期。在孕早期，有半数以上的孕妈妈会出现恶心、呕吐、不想进食等早孕反应，大大影响了营养的摄取。因此，妊娠早期胎儿的营养来源，很大部分只能依靠母体内的储备，即怀孕前一段时期的营养储备。而且，有的营养成分只能依赖母体的储存，无法即用即摄入。

　　所以，为了让胎宝宝的"粮袋"丰盈，备孕女性可从孕前开始有意识地进行营养储备！如果孕妈妈孕前对饮食不加注意，暴饮暴食，喝咖啡、浓茶、可乐等刺激性饮料，甚至服用一些致畸药物，将有可能对胎儿造成难以弥补的伤害。总之，想要怀上健康的胎儿，备孕夫妻就要从孕前开始好好准备，制订营养加强计划。营养状况一般的夫妻，应该从孕前 3 个月开始就注意多摄取含优质蛋白、脂肪、维生素和微量元素丰富的食品，其中尤其不可以忘记钙、铁、维生素 A 和维生素 C 的摄入，适量多吃些水产品、骨头汤、动物肝肾、新鲜蔬菜和水果等。对于那些体质弱、营养状况差的夫妻，孕前营养更为重要，开始加强的时间还应早一些，最好在孕前半年左右就开始。

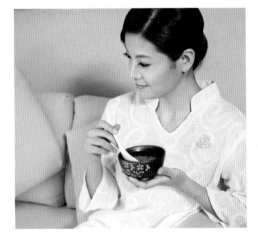

二、调适体重，让你轻松受孕

"怀孕前能多吃点儿就多吃点儿，身体棒棒的，生出的宝宝才会更健康。"在备孕阶段，经常会听到老一辈人对年轻夫妻这样说，结果，一段时间过去，备孕女性却吃入了"微胖界"。孕前被婆婆养得白白胖胖的，的确是一种幸福，但是将来的胎宝宝可不喜欢体重超标的妈妈哦！

1. 孕前太胖或太瘦，都是怀孕大敌

孕前体重直接影响备孕女性的"孕"力，体重过轻或者过重都是不利于受孕的。就算怀上了，对胎儿也可能会产生不利影响。

太瘦——易在孕早期流产

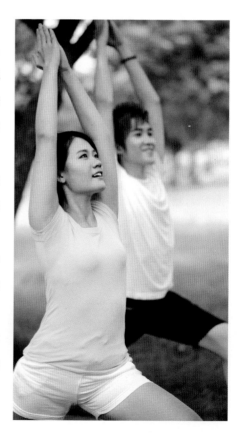

如今的审美观念是以瘦为美，有道是"楚王好细腰，宫中多饿死"，为了变瘦，爱美的女性们常常表现出大无畏的精神，勇于尝试各种稀奇古怪的减肥方法，殊不知，很多减肥方法是以牺牲健康为代价的。这些成功减重的瘦弱女性要想以这种不健康的身体去受孕，当然是非常不可取的。

因此，为了孕期的安全，备孕女性切勿胡乱减肥，而体重过轻的备孕女性最好在孕前开始均衡营养，加强锻炼，提高身体的素质。身体状况改善了，体重也会自然而然地达到正常的标准。

过胖——易生出缺陷宝宝

现代人生活条件好了，大鱼大肉成了家常菜，野菜、粗粮倒成稀世佳肴了，因此大街上的胖人越来越多，原发性高血压、高脂血症、糖尿病也摇身变成了现代人司空见惯的"富贵病"。

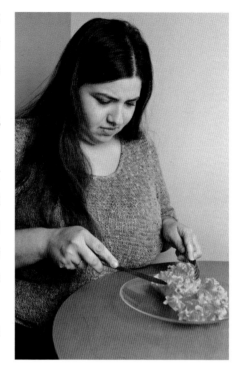

研究发现，孕前身体肥胖的女性产下缺陷宝宝的概率，要比体重正常的女性高得多。同时，肥胖的女性怀孕后，孕期并发高血压、糖尿病等的风险也会高出很多，这样将会给母婴的健康安全都带来威胁，并且下一代的相关发病率也会明显增加。

2. 孕前准妈妈应将体重调整至最佳状态

既然体重过轻或过重都不利于怀孕，那么，体重在什么范围才算正常呢？我们通常利用体重指数来衡量肥胖程度。

体重指数的计算方法为：

体重指数 = 体重（千克）÷【身高（米）】^{2}

如备孕女性的身高是 1.6 米，体重是 50 千克，那她的体重指数为 $50 \div (1.6 \times 1.6) \approx 20$，体重指数 18.5 ～ 23.9 为正常范围值。因此，该备孕女性的体重属于正常范围。

下面就让我们一起来了解一下体重指数评估标准吧！

体重指数评估标准

体重指数	评估标准
18.5 ~ 23.9	体重正常
24 ~ 27.9	体重超重
≥ 28	肥胖
<18.5	体重过轻

3. 孕前准爸爸不要超重

体重对于计划怀孕的男性来说一样很重要，合理的体重是衡量身体素质的一项重要指标，也是提高精子质量和生育能力的保证。与体重正常的男子相比，超重男子由于体内脂肪大量贮藏，造成阴囊脂肪堆积过多，精子生产受到影响，其精子密度较正常男子会降低 24%，并且肥胖可导致性欲减退和阳痿，影响生育和夫妻性生活的和谐。而体重过轻的男子，其精子密度比正常体重的男子会降低 36%，精子质量也大大下降。

4. 根据体重来调整饮食结构

既然体重直接影响着"孕"力，那么备孕女性需要在充分了解自身体重状况的基础上，适当调整饮食结构，给胎宝宝营造优质的子宫环境。

体重正常者

按孕前膳食标准适当调整饮食结构,多摄入含优质蛋白的食品,如奶、蛋、瘦肉、鱼、虾、豆制品等。一日三餐都要保证，切不可不吃早餐，这是因为吃早餐可以避免血液黏稠、胆汁黏稠等危险，也可避免午餐进食过多，有助于养成良好的饮食习惯。从孕前 3 个月要开始服用多种维生素或叶酸补充剂。

体重超重及肥胖者

过于肥胖的女性要想把体重减下来，应在保证营养均衡的基础上减少每日热量的摄入，以低热量、低脂肪的食品为主，适当补充优质蛋白，如鱼、豆制品、鸡肉、牛奶等，多吃蔬菜和水果。主食应占食品总摄入量的 60% ~ 65%，减少脂肪类食品的摄入量，如肥肉、内脏、蛋黄、植物油等。另外需要注意的是，减肥的目的是降低因肥胖而导致疾病的危险性，应在医生的指导下进行。准备怀孕的女性不宜使用药物减肥。

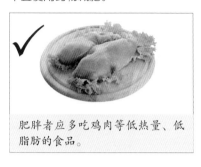

肥胖者应多吃鸡肉等低热量、低脂肪的食品。

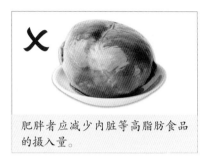

肥胖者应减少内脏等高脂肪食品的摄入量。

体重过轻者

体重过轻者，孕前应检查自己是否患有营养不良性疾病，如贫血、缺钙、缺碘、维生素缺乏等。如果有，需要在医师的指导下进行治疗；如果没有，自孕前 3 个月起，应补充多种维生素、矿物质和叶酸。同时保证合理均衡的膳食结构，适当增加糖类、优质蛋白食品的摄入，脂肪类食品应按需摄取，不宜过多摄入，要多吃新鲜蔬菜和水果。纠正厌食、挑食、偏食的习惯，减少零食的摄入量。另外，还需检查是否存在潜在的疾病造成的营养不良，如血液病、心血管病、肾病、糖尿病、结核病等。戒烟酒及成瘾药物，如吗啡、大麻等。最好让体重达到标准后再怀孕。

三、女性备孕时需补充的营养素

很多女性在得知自己怀孕后，才开始注意饮食的选择和营养的补充，其实，只重视怀孕后的饮食是远远不够的，孕前的饮食营养同样也不可忽视。做好孕前营养积累，可以让孕妈妈"孕"力十足。现在，就来看看孕前需要补充的营养素有哪些吧！

1.了解你缺乏的营养素

为了能生一个聪明健康的宝宝，备孕女性在孕前需要缺什么补什么。那么，如何了解自己的身体缺什么呢？可以根据下面的"营养素检测表"进行自测，再进行相应的饮食调整。下面提到的一些症状，如果孕妈妈经常出现，则每一种得1分。很多症状出现的频率可能超过1次，因为这些症状是由多种营养素缺乏引起的。如果孕妈妈出现了下表中标有红色标识的任何一种症状，则得2分。各种营养素对应的最高分值为10分，将孕妈妈所得到的分值记录在下面的得分栏里。

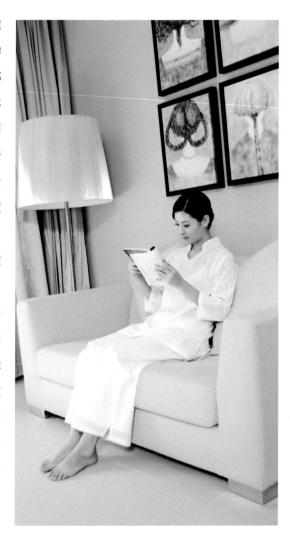

营养素检测表

营养素	症状	得分
维生素 A	⊙口腔溃疡 ⊙频繁感冒或感染 ⊙夜视能力欠佳 ⊙经常腹泻 ⊙皮肤薄、干燥 ⊙有头皮屑 ⊙有鹅口疮或膀胱炎	
维生素 B_1	⊙肌肉松弛 ⊙脚气病 ⊙易怒 ⊙注意力不集中 ⊙胃痛 ⊙眼睛疼痛 ⊙记忆力差 ⊙手、脚部刺痛 ⊙便秘 ⊙心跳加速	
维生素 B_2	⊙眼睛充血、灼痛或沙眼 ⊙对亮光敏感 ⊙舌头疼痛 ⊙指甲开裂 ⊙湿疹或皮炎 ⊙嘴唇干裂 ⊙白内障 ⊙头发过干或过油	
维生素 C	⊙经常被感染 ⊙经常感冒 ⊙缺乏精力 ⊙流鼻血 ⊙皮肤出现红疹 ⊙牙龈出血或过敏 ⊙伤口愈合缓慢 ⊙容易发生皮下出血	
维生素 D	⊙关节疼痛或僵硬 ⊙关节炎和骨质疏松 ⊙肌肉抽搐、痉挛 ⊙骨质脆弱 ⊙背部疼痛 ⊙龋齿 ⊙脱发	
维生素 E	⊙轻微锻炼便筋疲力尽 ⊙容易发生皮下出血 ⊙性欲低下 ⊙不易受孕 ⊙皮肤缺乏弹性 ⊙肌肉缺乏韧性 ⊙下肢静脉曲张 ⊙伤口愈合缓慢	
维生素 B_{12}	⊙缺乏精力 ⊙肤色苍白 ⊙头发状况不良 ⊙湿疹或皮炎 ⊙易怒 ⊙口腔对冷或热过度敏感 ⊙焦虑或紧张 ⊙便秘 ⊙肌肉松弛或疼痛	
叶酸	⊙缺乏精力 ⊙嘴唇干裂 ⊙少白头 ⊙湿疹 ⊙焦虑或紧张 ⊙抑郁 ⊙记忆力差 ⊙胃痛 ⊙食欲缺乏	

（接上表）

营养素	症状	得分
α-亚麻酸	⊙皮肤干燥或有湿疹 ⊙有炎症，如关节炎 ⊙经常感染 ⊙记忆力差 ⊙头发干燥或有头皮屑 ⊙过度口渴或出汗 ⊙水分潴留 ⊙经前综合征或乳房疼痛 ⊙原发性高血压或高脂血症	
铁	⊙肤色苍白 ⊙舌头疼痛 ⊙疲劳或情绪低落 ⊙食欲缺乏或恶心 ⊙经血过多或失血	
钙	⊙抽筋或痉挛 ⊙失眠或神经过敏 ⊙关节疼痛或关节炎 ⊙龋齿 ⊙原发性高血压	
锌	⊙味觉或嗅觉减退 ⊙两个以上的手指甲有白斑 ⊙经常发生感染 ⊙有伸张纹 ⊙油性皮肤或者长痘痘	

计算每一种营养素的总分值。营养素所得的分值越高，说明孕妈妈对这种营养素的需求越大，就应该增加这种营养素的补充量。

2.女性孕前必需的营养素

根据上表，备孕女性可以了解到自身缺乏何种营养素，从而能在日常饮食中做到缺什么补什么。下列营养素，是备孕女性必须要补充的，因为它们都是增强"孕"力不可缺少的原料。

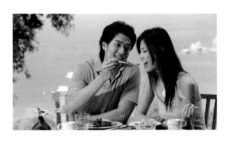

蛋白质： 蛋白质是人体生命活动的基础物质，我们的神经、内脏、血液、肌肉，甚至是指甲、头皮都含有蛋白质，没有蛋白质，人体将不能运转。每天必须摄入一定量的蛋白质，如果妇女在孕前蛋白质摄取不足，胚胎就会发育迟缓，对健全的大脑和内脏都不利，而且容易造成流产、发育不良。

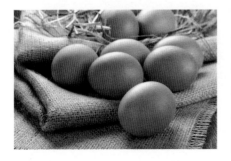

维生素：维生素能够帮助精子、卵子及受精卵发育和成长，是人体必备的营养素。维生素 A 能维持女性视力和皮肤健康，具有增强对细菌的抵抗力的作用；维生素 C 保护女性细胞组织免受氧化损伤，提高免疫力；维生素 D 促进女性钙的吸收；维生素 E 防止流产。

备孕期间可在医生指导下服用维生素片，但这只是补充维生素的辅助手段，每天食用新鲜的蔬菜和水果才是身体获得维生素的主要方式。建议备孕夫妻双方每天摄入肉类 150 ~ 200 克，鸡蛋 1 ~ 2 个，豆制品 50 ~ 100 克，水果 100 ~ 150 克，主食 400 ~ 600 克，植物油 40 毫升左右，硬果类食物 20 ~ 50 克，牛奶 500 毫升。

叶酸：叶酸是胎儿生长发育不可缺少的营养素。若不注意孕前与孕早期补充叶酸，则有可能影响胎儿大脑和神经管的发育，造成神经管畸形，严重者可致脊裂或无脑畸形儿。研究发现：女性孕前 3 个月内每天补充 400 微克叶酸，可使胎儿发生兔唇和腭裂的概率降低 25% ~ 50%，先天性心脏病患儿概率降低 35.5%。

富含叶酸的绿色蔬菜：莴苣、菠菜、西红柿、胡萝卜、青菜、龙须菜、花椰菜、小白菜、扁豆、豆荚、蘑菇等。

富含叶酸的新鲜水果：橘子、草莓、樱桃、香蕉、柠檬、桃子、李子、杏、杨梅、海棠、酸枣、山楂、石榴、葡萄、猕猴桃、梨、核桃等。

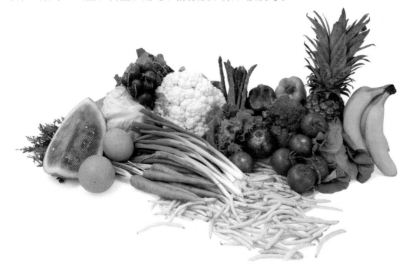

脂肪： 机体热能主要来源于脂肪，脂肪的主要作用是供给必需的脂肪酸和热能，帮助脂溶性维生素吸收。脂肪中所含必需脂肪酸是构成机体细胞组织不可缺少的物质，增加优质脂肪的吸收有利于怀孕。脂肪的营养价值与它所含的脂肪酸种类有关，脂肪酸可分为饱和脂肪酸和不饱和脂肪酸。

铁： 铁是人体生成红细胞的主要原料之一，孕前的缺铁性贫血很可能会殃及孕期，导致孕妈妈心慌气短、头晕乏力；导致胎儿宫内缺氧、生长发育迟缓、出生后易患营养性缺铁性贫血等。为了给自身及胎儿造血做好

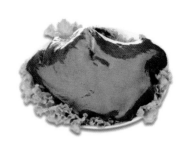

充分的铁储备，孕妈妈从孕前就应每天摄入 15 ~ 20 毫克的铁。

碘： 碘是人体各个时期所必需的微量元素之一。孕前补碘比孕期补碘对下一代脑发育的促进作用更为显著。如孕前体内含碘不足，将直接影响人体甲状腺素的分泌，造成胎儿甲状腺素缺乏，出生后易发生甲状腺功能低下等症。人体的碘80% ~ 90%来源于食物，备孕女性孕前每天需要补碘 150 微克。

锌： 锌在生命活动过程中起着转运物质和交换能量的作用，故被誉为"生命的齿轮"。备孕准爸妈宜多摄入富含锌的食物，为孕后胎儿的脑发育做准备。备孕女性每天需从饮食中补充 12 ~ 16 毫克的锌。

钙： 孕妈妈若钙元素摄入不足，不仅会影响个人的身体健康，导致孕期易出现小腿抽筋、疲乏、倦怠等不适，产后也易出现骨质疏松、牙齿疏松或牙齿脱落等现象。同时还会影响胎儿的发育，使胎儿乳牙、恒牙的钙化和骨骼的发育受到阻碍。为了防止上述现象发生，备孕女性每天至少需要补钙 800 毫克。

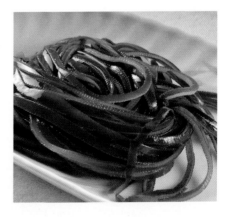

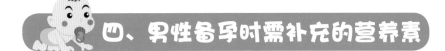
对于备孕，不光是孕妈妈要做好充分的孕前准备，准爸爸也要在孕前将身体调整到最佳状态，这是因为准爸爸的精子的质量同样会直接影响到胎宝宝的"质量"。若准爸爸的饮食不科学，便难以"生产"出优质的精子，从而也无法孕育出"优质"的胎宝宝来。

1. 强壮精子的营养助力

我们知道，精子自睾丸"工厂"生产后，需经过输精管、射精管和尿道，然后进入女方的阴道、输卵管和子宫，才能完成与卵子"相会"的生育使命。而在男子生殖系统中，精囊腺、前列腺和尿道球腺等各自会分泌不少液体，它们联合组成精液浆。

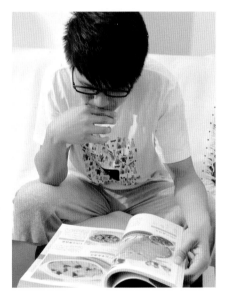

精液浆担负着输送数以万计的精子去女性阴道的"保驾护航"任务。精液浆为精子的"保驾护航"功能体现在以下几方面。

①精液浆是输送精子所必需的媒介物质，精子仿佛是鱼，精液浆宛如流水，鱼儿离不开水，精子的活动必须由精液浆做媒介。

②精子的活动必须有足够的能量，精液浆肩负着为精子提供活动能量的重任。

③精液浆里含有丰富的维持精子生命所必需的营养物质，是精子取之不尽的"粮仓"。

精液浆的主要成分是水，约占总量的 90%，使精液浆呈液态并能流动，便于输送精子。精液浆里还含有果糖、山梨醇、白蛋白、胆固醇、钠、锌、钙、钾、维生素以及多种多样的酶类物质，既为精子提供营养与能量，又可激发精子的活跃性。备孕男性要在妻子怀孕前多补充恰当营养素，增添精液浆的营养储备，培养出强壮的精子。

2. 孕前最需补充的营养素

备孕男性最应关注的就是如何提高精子的质量。精子质量是繁殖后代的重要保证，是决定备孕男性生育能力的关键，目前，很多家庭因为备孕男性的精子量太少或者精子质量不佳而导致不孕不育。那么，在备孕期间，备孕男性要吃些什么才能提高精子质量，让受孕更加成功呢？

微量元素：影响男性精液质量

微量元素对备孕男性的内分泌和生殖功能都有十分重要的影响，可以直接影响到备孕男性的精液质量。

锰：锰的缺乏会引起睾丸组织结构上的变化，导致生精细胞排列紊乱，精子细胞的结构发生异常。体内严重缺锰可导致男性不育症。富含锰的食物有：核桃、麦芽、糙米、米糠、花生、马铃薯、大豆粉、小麦粉、动物肝脏等。另外，被称为"聚锰植物"的茶叶，其锰含量最高，对一些备孕男性来说，通过饮茶获取的锰可占每天锰摄入量的 10% 以上，但也应该注意的是，备孕男性在备孕期间饮茶应适当，尤其不要过多饮浓茶。

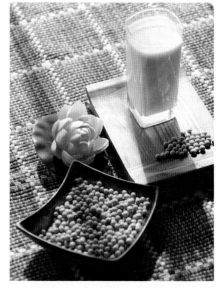

锌：锌在人体中含量约为 1.5 克，男性主要集中分布于睾丸和前列腺等组织中。缺锌会导致备孕男性精子数量和质量降低，性欲低下，甚至可导致不育。即使备孕男性的精子有受精能力，受孕成功后孕妈妈的流产率也比较高，而且胎儿致畸率也比较高。精子量少的备孕男性，可以先做体内含锌量检查，正常男性精液中的锌含量必须保持在 15 ~ 30 毫克 /100 毫升的健康标准。如果低于这个标准，就意味着缺锌或失锌。

如果是由于缺锌所导致的精子量少，备孕男性应该在孕前多吃含锌量高的食物。含锌量高的食物有牡蛎、牛肉、鸡肉、鸡肝、花生米、猪肉等，一般来说，每天吃动物性食物 120 克，即可满足身体内锌的需求量。如果严重缺锌，备孕男性最好在医生的指导下口服醋酸锌 50 毫克，直到恢复正常水平。

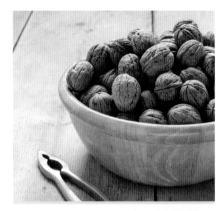

硒：备孕男性体内缺乏硒，会导致睾丸发育和功能受损，性欲减退，精液质量差，影响生育质量，因此备孕男性在孕前要注意补硒。自然界中含硒食物是非常多的，含量较高的有鱼类、虾类等水产品，其次为动物的心、肾、肝。蔬菜中含量最高的为大蒜、蘑菇，其次为豌豆、大白菜、南瓜、萝卜、韭菜、洋葱、西红柿、莴苣等。备孕男性可以在孕前多吃这些补硒的食物。

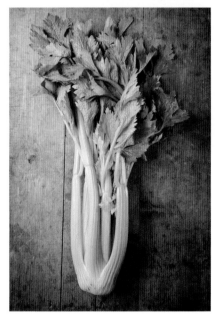

铜：备孕男性缺铜会导致精子浓度下降，降低精子穿透宫颈黏液的能力，影响精子的存活率和活动度。含铜量高的食品有麸皮、芝麻酱、大白菜、菠菜、扁豆、油菜、芹菜、土豆等。

精氨酸：精子形成的必要成分

精氨酸是男性精子形成的必要成分，而且能够增强精子的活动能力，对于维持男性生殖系统功能具有十分重要的作用。精子量少的备孕男性多吃富含精氨酸的食物，可以促进数量的增加，提高精子质量。蛋白质中所含的精氨酸被认为是制造精子的原料，因此，备孕男性可以在孕前多吃一些高蛋白食物，如鸡蛋、黄豆、牛奶、瘦肉等，以提高精子数量和质量。海产品如海参、墨鱼、鳝鱼、章鱼、木松鱼以及花生、芝麻、核桃、冻豆腐等食物中，也含有较多的精氨酸。

叶酸：降低染色体异常精子的概率

叶酸是备孕女性在孕前必补的营养素，同样，备孕男性在孕前也要补充叶酸。备孕男性在孕前增加叶酸的摄入量，能够有效降低出现染色体异常精子的概率，并能降低宝宝长大后患癌症的危险系数。由于精子的形成周期长达 3 个月，因此，备孕夫妻要想生出优质宝宝，就要提前补充叶酸。那么，备孕男性要如何补充叶酸呢？是否要像备孕女性那样服用叶酸片呢？在这里要告诉备孕夫妻的是，备孕男性无须服用叶酸片，只需要在日常饮食中注意多吃一些富含叶酸的食物，如红苋菜、菠菜、生菜、芦笋、小白菜、西蓝花、包菜以及豆类、动物肝脏、坚果、牛奶等即可。

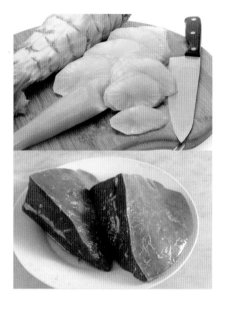

维生素 A：影响精子的生成备孕男性

如果缺乏维生素 A，其精子的生成和精子活动能力都会受到影响，甚至产生畸形精子，影响生育。一般来说，正常成年男性每日需要供给维生素 A 约 2200 国际单位。备孕男性可以通过食物来补充维生素 A，如动物肝脏、乳制品、蛋黄、菠菜、胡萝卜、番茄等。不过，在特定的条件下，服用维生素 A 可能会引起中毒，如肝功能不正常、甲状腺功能低下者。因此，一定要注意科学摄取维生素 A。

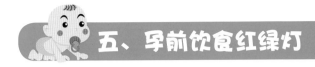

五、孕前饮食红绿灯

备孕期补充什么最好，制订营养计划的最佳时期是什么时候，营养计划应该包含哪些内容，孕前忌吃和宜吃的食物都有哪些，在饮食上应该注意些什么？这些都是孕前饮食调养的重要内容。想要孕育健康的宝宝，必须补充充足的营养。

1. 孕前饮食红灯

远离肥甘厚味、辛辣寒凉食物

"嗜食醇酒厚味，酿生湿热，流注下焦，扰动精室，则遗精；嗜食辛肥甘，损伤脾胃，运化失常，湿热下注，致阳事不举。"古代人早已意识到饮食对生育的重要影响。

为了顺利怀孕，生育健康宝宝，备孕期间一定注意避免以下几种食物。

油腻食物

食用过多肥腻食物会损伤脾胃；脾胃运化失常则导致精气不足；而精亏血少，体虚气弱使人性欲减退。另外，吃太多油腻食物会造成遗精、早泄等问题，也不利于受孕。

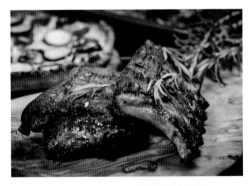

高糖食物

高糖食物使人体吸收过量糖粉，刺激人体内胰岛素水平升高，人体内热能代谢、脂肪、蛋白质、糖类代谢就会出现紊乱，引起血糖量降低，使血糖升高，甚至可能诱发糖尿病。

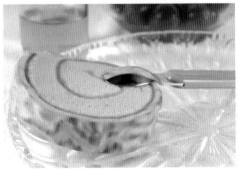

辛辣食物

辛辣食物可以引起正常人的消耗功能紊乱，出现胃部不适、消化不良、便秘以及痔疮。不仅使身体不适，也使精神不悦，最终影响受孕。孕前3个月应忌食辛辣的食物，如：辣椒、胡椒、花椒等刺激性较大的调味品。

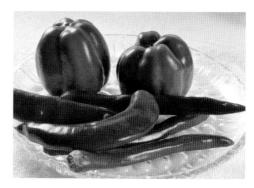

寒凉食物

中医认为："性凉，多食损元阳、损房事。"寒凉食物会令人体肾阳不足，肾阳虚衰可致精少阴冷、性功能衰退，对受孕极为不利。常见寒凉食物有蟹、蛤、蚌、西瓜、香蕉、梨、枇杷、柿子、柚子、竹笋、冬瓜等。

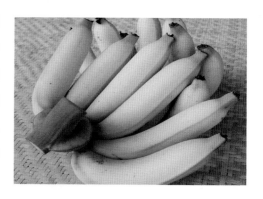

忌不吃早餐

一日之计在于晨，早餐对于人的一天至关重要。不吃早餐，不仅使得营养得不到补充，也会滋生许多问题，如：反应迟钝、慢性病"上"身、胃炎胃溃疡、便秘、肥胖等等。对于孕妇来说，长时间空腹，会在体内产生一种

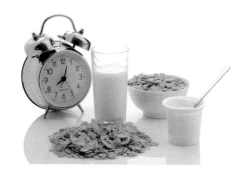

酮体，这种酮体经过胎盘进入宝宝体内会严重影响宝宝的生长发育。所以，为了

自己的身体和宝宝的健康，一定要坚持吃早饭。在早餐食物的搭配上，备孕夫妻要坚持营养第一的原则。下面，就向备孕夫妻推荐一周的早餐食谱。

一周早餐食谱

时间	早餐
星期一	1 杯牛奶、1 个蛋饼、1 个香蕉
星期二	1 杯牛奶、1 个三明治面包、1 个煎饼、1 个橘子
星期三	1 杯牛奶、1 个肉包子、1 个苹果
星期四	1 杯酸奶、1 碗八宝粥、1 个鸡蛋、1 个菜包、1 个橘子
星期五	1 杯牛奶、1 碗大米粥、1 个鸡蛋、1 根香蕉
星期六	1 杯牛奶麦片、1 个花卷、1 根火腿、1 个梨
星期日	1 杯酸奶、1 碗八宝粥、1 个肉包子、1 片全麦面包、1 个苹果

忌饮咖啡、可乐、浓茶

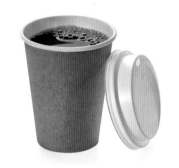

在电影《蒂凡尼的早餐》中，奥黛丽·赫本扮演的女郎坐在窗边一边喝着咖啡，一边望着窗外的风和云，眼神中透着永恒的期待……这样的美丽与淡然令全天下的女性羡慕，又让全天下的男性为之倾倒。有些人甚至因此迷恋上了咖啡，迷恋上那种"苦中作乐"的滋味。在这里要告诉备孕夫妻的是，一旦决定要宝宝，就要放弃这些"看上去很美""喝起来很酷"的饮品了。

咖啡会降低女性受孕概率。咖啡中含有大量的咖啡因，可使备孕女性体内的雌激素水平下降，从而影响卵巢的排卵功能，降低备孕女性受孕的概率。调查显示，平均每天喝咖啡超过 3 杯的年轻女性，其受孕概率要比不喝咖啡的女性低 27%；每天喝 2 杯咖啡的女性，其受孕概率比不喝咖啡的女性低 10% 左右。因此，建议备孕女性在准备要宝宝后，停止饮用咖啡和其他含咖啡因的饮料，并避免吃含有咖啡因的食品。一般来说，备孕女性每日的咖啡因摄入量最好不要超过 60 毫克（一块 30 克巧克力中含有 25 毫克咖啡因，一杯 150 毫升的咖啡中含咖啡因 60 ~ 140 毫克，一杯红茶中含咖啡因 30 ~ 65 毫克）。

可乐是夫妻怀孕的杀手。可乐是破坏备孕夫妻怀孕的幕后杀手。研究显示，可乐能杀死精子，长期饮用大量可乐的男性，其生育能力会受到影响。而对于备孕女性而言，可乐会让备孕女性脱钙。研究显示，如果女性每天喝一大杯可乐，那么，无论她怎么补钙都不会起作用。因此，建议计划要宝宝的备孕夫妻在孕前尽量不要喝可乐。

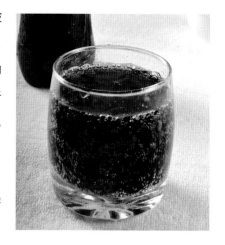

浓茶宜少不宜多。研究显示，育龄女性每天喝半杯茶有利于受孕。但茶叶中含有 2% ~ 5%的茶碱，每日喝 5 杯浓茶，就相当于服用 0.3 ~ 0.35 毫克茶碱，而茶碱可能会降低备孕女性受孕的概率。因此，建议备孕女性在孕前控制饮茶量和饮茶的浓度，每天以不超过 5 杯为宜，且要避免喝浓茶。

忌食腌制食品和快餐

腌制食品中添加了亚硝酸盐，会对胡萝卜素、维生素 B_1、维生素 C 和叶酸造成破坏，更可怕的是，亚硝酸盐在一定条件下会转化为致癌的亚硝胺，应忌食。

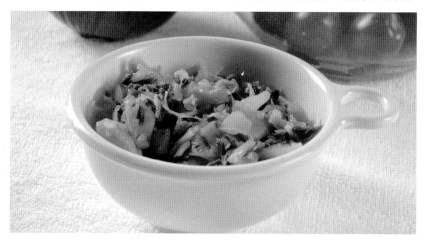

快餐具有高油脂、高盐分、高糖分、营养不均衡的特点，含有太多饱和脂肪酸，容易导致胆固醇过高，危害心脑血管健康。许多职场女性一日三餐都食用快餐，不仅不利于受孕，对身体也有害。

忌营养储备过度

孕前营养不是越多越好，相比于"大鱼大肉"，营养均衡、荤素搭配才是正道。营养储备过度会造成孕前肥胖，孕后体重更是迅速增加，这给未来的胎儿和孕妇本人增加了患病的概率。

过度进补，影响受孕。要提醒备孕夫妻的是，孕前过度进补，有时不但不能提高受孕率，反而会影响受孕，造成事与愿违的后果。比如，有的备孕女性在备孕期间大吃特吃，将老母鸡汤这类高蛋白食物当作家常便饭，结果进补过头没控制好体重和脂肪，反而成了日后怀孕与生产的负担。

此外，还有一些备孕夫妻在孕前滥用补药，殊不知，任何药物——包括各种滋补品，若使用不恰当则会在人体内分解、代谢的过程中对身体造成一定不良反应，包括毒性作用和过敏反应等，这样会给备孕夫妻以及未来的宝宝带来危害。比如蜂王浆、洋参丸和蜂乳等，大量服用后都有可能引起中毒或导致其他不良后果；鱼肝油若大量服用，会造成维生素 A、维生素 D 过量而引起中毒。

进补也要有度。那么，在进补的过程中，备孕夫妻要把握怎样的度呢？其实，备孕夫妻在备孕期间只需要像正常人一样吃，别挑食，以新鲜果蔬为主，高蛋白

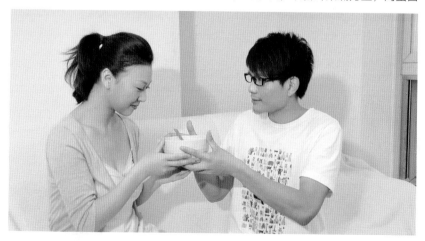

食物为辅，在主食中加入五谷杂粮，保持营养均衡，遵守这个原则适度进补，则足够满足其孕期的营养需求了。在备孕过程中，如果备孕夫妻确实需要服用一些营养补充品，可以在医生检查之后，根据医生的建议有针对性地服用，切忌自己滥用补药。

忌食遭受污染的食物

食物从其原料生产、加工、包装、运输、储存、销售直至食用前的整个过程，都有可能不同程度地受到农药、金属、真菌、毒素以及放射性核素等有害物质的污染，从而对人体及后代的健康产生严重危害。因此，备孕夫妻在日常生活中尤其要重视饮食卫生，防止食物污染。具体来说，需要注意以下几点。

■应尽量选用新鲜天然食品，避免食用含食品添加剂、色素、防腐剂的食品。

■蔬菜应充分清洗干净，必要时可以浸泡一下；水果应去皮后再食用，以避免农药污染。

■尽量饮用白开水，避免饮用各种咖啡、饮料、果汁等饮品。

■家庭炊具应尽量使用铁锅或不锈钢炊具，避免使用铝制品及彩色搪瓷制品，以防止铝元素、铅元素对人体细胞的伤害。

忌常吃微波炉加热食物

微波炉在加热油脂类食品的过程中，最先破坏的是亚麻酸和亚油酸，这是人体必需且缺乏的优质脂肪酸。孕前脂肪的摄入过少会影响孕育健康宝宝。

忌孕前喝水太随意

女性天生与水有关，曹雪芹在《红楼梦》中就借贾宝玉之口说："女性是水做的骨肉"，这话一点也不假，女性如水——一颗玲珑水样的心，还有那最令人迷恋的恰水似

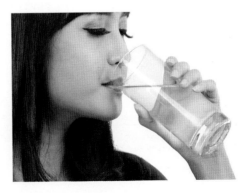

的温柔；水亦养女性——没有水，女性的肌肤就会干燥无光，容易老化、毛孔粗大……就连心情都会变得很差。

对于准备怀孕的女性而言，喝水就变得更加重要了。但更重要的是找对喝水的方法。现在就一起来看看备孕女性的喝水之道！

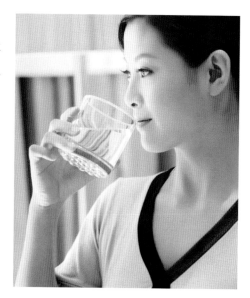

切忌口渴才喝水。有些备孕女性为了少上厕所，经常感到口渴时才喝水。殊不知，当备孕女性感到口渴时，其体内水分已经失衡，长期如此，对备孕女性的身体健康极为不利。建议备孕女性应每隔两小时喝一杯 200 毫升的水，每天保证喝八杯水。

早晨喝杯白开水。研究显示，经常喝白开水，可以让身体得到"内洗涤"。建议备孕女性早晨起床后空腹喝 1 杯白开水，这样水很快就会被胃肠道吸收进入血液内，使血液得到稀释，从而加速血液循环。另外，早晨空腹喝白开水，还可以促进肠胃分泌足够的消化液，刺激人体肠胃蠕动，可以有效防止便秘。

这些水不要喝。备孕女性还应知道哪些水不能喝，这样可以让备孕女性更健康。一般来说，保温杯沏的茶水、尚未完全煮沸的水、久沸或反复煮沸的水尽量不要喝，因为这些水会对人体产生一定的危害，如保温杯沏的茶水中的维生素会被大量破坏、有害物质增多，饮用后会导致人体消化系统和神经系统紊乱。

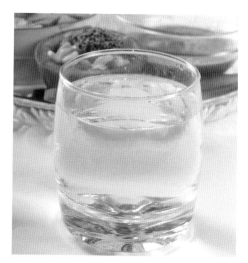

忌只吃素食

为了美丽，很多备孕女性仍然坚持每天吃素，这种做法很不科学，因为吃素食会影响女性的受孕能力。研究发现，女性吃素食会导致激素分泌失常、月经周期紊乱，久而久之，会造成女性婚后不孕。因此，如果备孕女性想要成功受孕，就从现在起改掉吃素的习惯，吃一些鱼、肉吧。记住，千万不要为了一时的美丽而失去做妈妈的机会。

但是，有的备孕女性看到肉类食物就难以下咽，那么，该如何保证每天蛋白质的摄入量呢？别担心，不爱吃肉的备孕女性们可以通过以下途径来增加蛋白质的摄入量。

■多吃海产品，如海带、紫菜、海参、鱼、虾等。

■多食用豆制品，如豆腐、豆芽、豌豆、扁豆、豆浆等。

■多摄取奶制品，可每天喝 3 杯牛奶，或每日饮用 250 毫升牛奶、1 杯酸奶，或是每天吃 2 ~ 3 块奶酪。

■多吃鸡蛋、坚果、全麦面包等。

■适当进食花生油、核桃油、橄榄油、玉米油、葵花子油等。

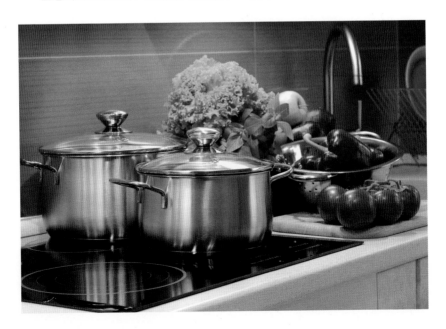

忌吃油炸食物

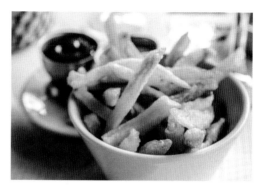

油炸食物色泽金黄，香脆可口，十分美味，很多女性都喜欢吃。在这里，要提醒备孕女性，为了优生优育，一定要拒绝油炸食物。

大部分油炸食物都经过高温油炸加工而成，食用油在高温下会产生有毒物质，备孕女性如果经常食用的话，会对自身以及未来的宝宝造成不良影响，严重的还会导致胎宝宝畸形。

另外，经过高温油炸的食物，其维生素都被破坏掉，所含的营养价值也大打折扣，因此，备孕女性在孕前还是放弃这些"看上去很美"的油炸食物吧！

忌生吃水产品

备孕夫妻应避免生吃如生鱼片、生蚝等水产品，因为这些水产品中的细菌和有害微生物会导致流产或死胎，而微生物在人体内存活的时间很长，因此备孕夫妻在孕前半年就应停止生吃水产品。

2. 孕前饮食绿灯

食物搭配要全面合理

饮食中营养搭配要均衡，建议多吃这些食物：优质蛋白质较多的食物，如牛奶、豆制品和肉禽蛋类；含碘食物，如海蜇、紫菜；含铜和锌的食物，如鸡羊牛肉；对补铁有助的食物，如猪肝、芝麻、芹菜；富含叶酸和钙质的食物，比如牛奶、果汁、深绿色蔬菜、柑橘类水果、坚果、豆类、带皮谷物等。

备孕女性每天都要摄取足够量的营养，每日按照日常饮食推荐摄入量表来规划饮食，能为备孕提供极大的帮助。

日常饮食推荐摄入量

种类	推荐摄入量
油	25 ~ 30g
水	1200ml
牛奶	500ml
盐	6g
鸡蛋	1 ~ 2个
豆制品	50 ~ 150g
谷类、薯类	250 ~ 400g
畜、禽肉类	50 ~ 75g
鱼虾类	50 ~ 100g
坚果类	20 ~ 50g
蔬菜类	300 ~ 500g
水果类	100 ~ 150g

7 类食物助你扫清体内毒素

当身体出现便秘、肥胖、黄褐斑、口臭、痤疮、湿疹、皮肤瘙痒、肠易激综合征、十二指肠溃疡时，则是提醒你应该排毒了。7 类食物助你扫清体内毒素。

蜂蜜： 蜂蜜有排毒养颜的奇效，含有人体所需的维生素和氨基酸。一天喝 3 ~ 4 汤勺蜂蜜，既补充营养，又可保证大便通畅，并有防治神经衰弱和心血管疾病等症的效果。蜂蜜以 40℃左右温开水冲泡饮用最宜，沸水冲泡则会破坏蜂蜜中的

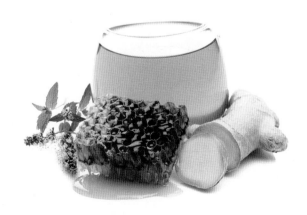

营养素。

新鲜蔬菜水果： 瓜果蔬菜有排毒、补充维生素的作用，而且瓜果蔬菜中丰富的纤维素，能有效防止便秘。每天以食用至少 1 千克的新鲜瓜果蔬菜为宜。

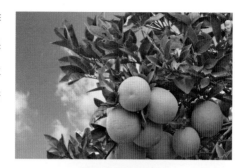

粗粮： 红薯、土豆、玉米、荞麦等粗粮有利于消化，有助于保持排便通畅，使体内毒物不会久滞肠道内，每天应保证至少食用 1 种粗粮，也可以多种粗粮换着吃，保证营养均衡。

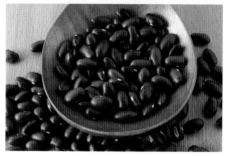

黑木耳： 黑木耳中的胶质有助于清理胃肠，能够将残留在身体消化系统里的灰尘杂质排出体外。还可抑制血小板的凝固，降低胆固醇。

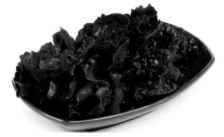

动物血： 动物血进入胃后，血红蛋白会被胃液分解，之后就会与人体残存的重金属和烟尘发生反应，提高淋巴细胞的吞噬功能，清除这些毒素和垃圾。每周可食用 1次，与青菜做成汤更佳。

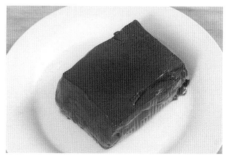

海产品： 海产品也有很好的排毒效果，特别是海带、紫菜等，因为它们都富含胶质，能有效清除身体内的放射性物质，而且烹饪起来也比较方便，味道鲜美，还能补充人体所需的多种微量元素。

豆类及其制品： 豆类不仅富含优质蛋白质，还能调整身体激素，促进性激素分泌，有助于怀孕。例如豆芽就能有效清理体内易导致胎儿畸形的有害物质。

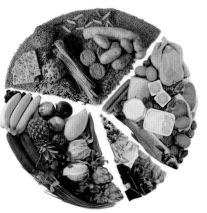

偏食备孕妈妈的营养补充方案

我们知道，偏食对人体影响极大。对于备孕妈妈来说，偏食不仅导致自身营养不良，影响受孕，甚至对未来的胎儿也有极大的危害，如①容易早产，使胎儿机体能力低下，或者发育受限、畸形甚至流产或死亡；②宝宝体重比同龄儿轻；③宝宝长大后易患高血压、糖尿病。

针对不同偏食女性，有不同的营养补充方案。

不爱吃蔬菜型

不爱吃蔬菜会缺乏维生素、纤维素及微量元素。

营养补充方案：多吃一些富含维生素 C 的食物。两餐之间吃一些富含维生素 C 的水果，如猕猴桃、枣、柚子等等，直接吃或榨成汁皆可。

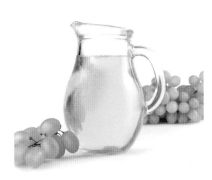
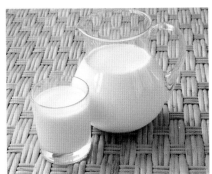

不爱喝牛奶型

不爱喝牛奶易缺乏钙。

营养补充方案：许多女性不喜欢鲜牛奶的腥味，可以代之以酸奶和奶酪。乳糖不耐的女性可以选择羊奶、专用低乳糖奶和孕妈妈配方奶粉。如果有缺钙症状，则建议在医生指导下服用钙片。

不爱吃鱼型

不爱吃鱼将导致缺乏蛋白质、脂肪、无机盐及维生素 D、维生素 A。

营养补充方案：做菜时选择植物油，如大豆油、橄榄油、山茶油等，从中摄取适量脂肪酸。另外还可食用坚果来加餐。

不爱吃肉型

不爱吃肉会缺乏蛋白质和 B 族维生素。

营养补充方案：多摄取奶制品，如牛奶和酸奶或者奶酪。多选用豆制品和全谷物食品。建议每天喝 3 杯牛奶，吃 1 ~ 2 个鸡蛋，吃适量坚果。

不爱吃蛋型

不爱吃蛋易缺乏蛋白质、铁、钙及维生素 A、维生素 B_1、维生素 B_2。

营养补充方案：多喝乳清蛋白粉。多吃富含维生素 C 的瓜果蔬菜以增强铁质的吸收。

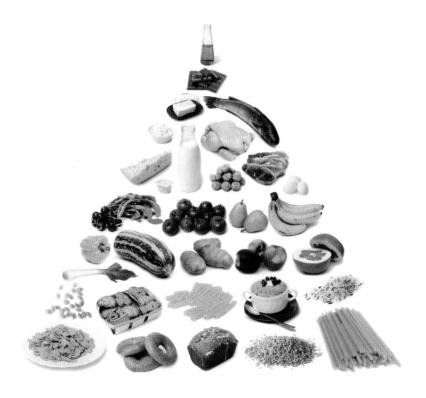

3. 孕前推荐食谱

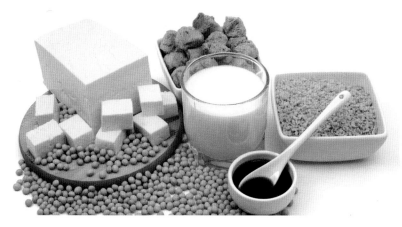

　　孕前的饮食调理，最重要的是做到膳食平衡，从而保证摄入均衡适量的蛋白质、脂肪、糖类、维生素、矿物质等营养素，选择富含以上营养素的菜谱，能为胎宝宝生长提供良好的发育物质基础。

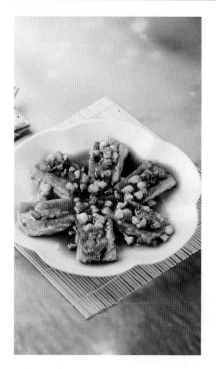

五香烧带鱼

材料：

带鱼肉300克，八角、桂皮、姜片、葱段各少许

调料：

盐2克，生抽、老抽各2毫升，料酒3毫升，生粉、食用油各适量

做法：

①带鱼肉洗净两面切上网格花刀，再切成大块装盘，撒上适量生粉，待用。

②用油起锅，放入鱼块，用小火煎出香味，翻转鱼身，煎至两面断生，去除多余油分。

③放入姜片、葱段、八角、桂皮，炒香，注入适量清水，用中火煮至沸。

④加入少许盐、生抽、老抽、料酒，拌匀调味，盖上盖，用小火煮5分钟。

⑤揭盖，拣出八角、桂皮、姜片、葱段，关火，盛出菜肴，摆入盘中即可。

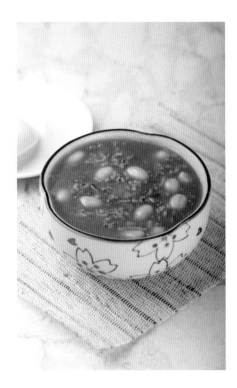

花生红米粥

材料：

水发花生米 100 克，水发红米 200 克

调料：

葱花少许，冰糖 20 克

做法：

①砂锅中注入适量清水烧开，放入洗净的红米，轻轻搅拌一会儿。

②倒入洗好的花生米，搅拌匀，盖上盖，煮沸后用小火煮约 60 分钟，至米粒熟透。

③揭盖，加入冰糖，搅拌一下，转中火续煮片刻，至冰糖完全溶化。

④关火，盛出煮好的红米粥，装入汤碗中，待稍微冷却后即可食用。

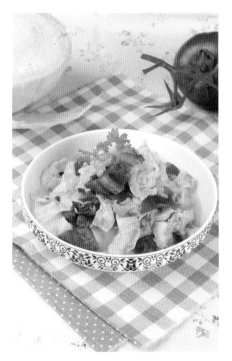

西红柿炒包菜

材料：

西红柿 120 克，包菜 200 克，彩椒 60 克，蒜末、葱段各少许

调料：

番茄酱 10 克，盐 4 克，鸡粉、白糖各 2 克，水淀粉 4 毫升，食用油适量

做法：

①彩椒、包菜洗净切小块，西红柿洗净切瓣，锅中注入适量清水烧开，倒入食用油、少许盐、包菜拌匀。

②煮半分钟，至其断生，捞出包菜，沥水。

③用油起锅，倒入蒜末、葱段爆香，放入西红柿、彩椒炒匀，加入包菜，翻炒片刻。

④放入番茄酱、盐、鸡粉、白糖，炒匀后淋入水淀粉，快速炒匀，关火后装盘即可。

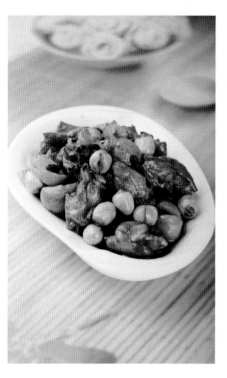

栗子枸杞炒鸡翼

材料:

板栗 120 克, 水发莲子 100 克, 鸡中翅 200 克, 枸杞子、姜片、葱段各少许

调料:

生抽 7 毫升, 白糖 6 克, 盐、鸡粉各 3 克, 料酒 13 毫升, 水淀粉、食用油各适量

做法:

①鸡中翅洗净斩成小块, 装入碗中, 淋入生抽, 放入适量白糖、盐、鸡粉, 加入少许料酒, 拌匀。

②热锅注油, 放入鸡中翅, 炸至微黄色, 把炸好的鸡中翅捞出, 待用。锅底留油, 放入姜片、葱段, 爆香, 倒入炸好的鸡中翅, 炒匀, 淋入少许料酒。

③加入洗净的板栗、莲子, 翻炒匀, 淋入适量生抽, 加入少许盐、鸡粉、白糖, 倒入适量清水, 炒匀调味, 盖上盖, 用小火焖 7 分钟, 至食材入味。

④揭盖, 用大火收汁, 放入洗净的枸杞子, 淋入适量水淀粉, 快速翻炒均匀, 关火后盛入盘中即可。

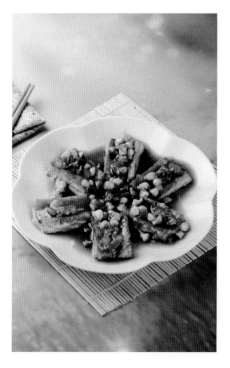

多彩豆腐

材料:

豆腐 300 克, 莴笋 120 克, 胡萝卜 100 克, 玉米粒 80 克, 鲜香菇 50 克, 蒜末、葱花各少许

调料:

盐 3 克, 鸡粉少许, 蚝油 6 克, 生抽 7 毫升, 水淀粉、食用油各适量

做法:

①莴笋、胡萝卜去皮洗净, 切丁, 香菇洗净切丁, 豆腐洗净切长方块; 锅中注入水烧开, 加入盐、胡萝卜、莴笋、玉米粒、香菇拌匀, 焯煮约 1 分钟, 捞出沥水。

②热锅注油, 放入豆腐块, 撒上盐, 小火煎至两面熟透, 盛入盘中; 用油起锅, 撒上蒜末爆香, 倒入焯过水的材料, 翻炒片刻, 注入清水, 用中火煮沸。

③放入生抽、盐、鸡粉, 拌匀, 加入适量蚝油, 炒匀。

④转大火收汁, 用少许水淀粉勾芡, 制成酱料, 盛入装有豆腐块的盘子, 最后撒上葱花即成。

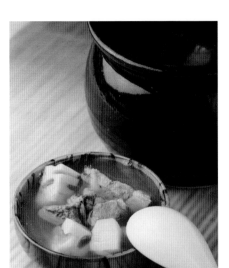

瓦罐莲藕汤

材料：

排骨 350 克，莲藕 200 克，姜片 20 克

调料：

料酒 8 毫升，盐 2 克，鸡粉 2 克，胡椒粉适量

做法：

①莲藕洗净去皮，切成丁。

②砂锅中注入清水烧开，倒入洗净的排骨，加入料酒煮沸，汆去血水，汆煮好后捞出沥干水分。

③瓦罐中注入适量清水烧开，放入汆过水的排骨，盖上盖，煮至沸腾。

④揭盖，倒入姜片，盖上盖，烧开后用小火煮20分钟，至排骨五成熟，揭盖，倒入莲藕，搅拌匀。

⑤盖上盖，用小火续煮20分钟，至排骨熟透，揭盖，放入鸡粉、盐，加入少许胡椒粉。

⑥用勺拌匀调味，撇去汤中浮沫，关火后盖上盖闷一会儿，将瓦罐从灶上取下即可。

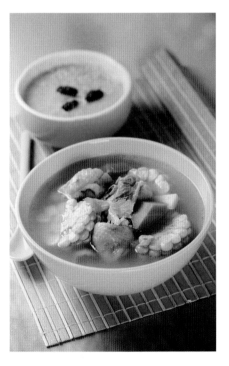

玉米胡萝卜鸡肉汤

材料：

鸡肉块 350 克，玉米块 170 克，胡萝卜 120 克，姜片少许

调料：

盐、鸡粉各 3 克，料酒适量

做法：

① 胡萝卜洗净切开，改切成小块，备用。

② 锅中注入适量清水烧开，倒入洗净的鸡肉块，加入料酒，拌匀，用大火煮沸，汆去血水，撇去浮沫。

③ 把汆煮好的鸡肉捞出，沥干水分，待用。

④ 砂锅中注入适量清水烧开，倒入汆过水的鸡肉，放入胡萝卜、玉米块，撒入姜片，淋入料酒，拌匀。

⑤ 盖上盖，烧开后用小火煮约1小时至食材熟透，揭盖，放入适量盐、鸡粉，拌匀调味，关火，盛出煮好的鸡肉汤即可。

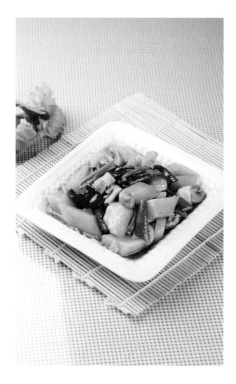

口蘑焖土豆

材料：

口蘑 80 克，土豆 150 克，青椒 25 克，红椒 20 克，姜片、蒜末、葱段各少许

调料：

盐 3 克，鸡粉 2 克，豆瓣酱 8 克，料酒、生抽、水淀粉、食用油各适量

做法：

①口蘑洗净切片，青椒洗净切开去籽，切小块，红椒洗净去籽，切成小块，土豆去皮洗净切成丁。

②锅中注入水烧开，加入盐，倒入土豆丁搅匀，煮约 1 分钟，加入口蘑搅匀，续煮约半分钟，捞出，沥水。

③用油起锅，放入姜片、蒜末、爆香，倒入焯过水的土豆和口蘑炒匀，加入适量料酒、生抽、豆瓣酱、盐、鸡粉，再注入清水拌匀。

④盖上盖，烧开后用小火焖 5 分钟至熟，揭盖，放入青椒、红椒炒匀，倒入水淀粉勾芡，炒匀，再放入葱段，炒出葱香味，盛入盘中即成。

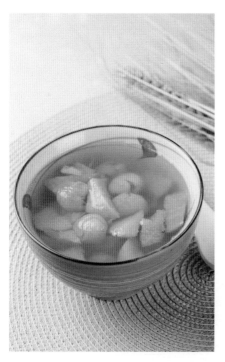

香橙桂圆茶

材料：

橙子 80 克，桂圆肉 25 克

调料：

白糖 20 克

做法：

①洗净的橙子去皮，再切成小块，备用。

②砂锅中注入适量清水烧开。

③放入备好的橙子、桂圆肉。

④盖上盖，用小火煮约 20 分钟至食材熟透。

⑤揭盖，加入适量的白糖，搅拌均匀，煮至白糖溶化后，关火。

⑥盛出煮好的茶水，装入碗中即可。

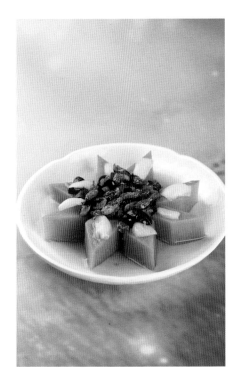

蜂蜜蒸老南瓜

材料：

南瓜 400 克，鲜百合 30 克，红枣 20 克，葡萄干
15 克

调料：

蜂蜜 45 克

做法：

①红枣洗净切开，去核，再把果肉切成小块，南瓜
洗净去皮，切条形，改切成块。

②取一个干净的蒸盘，放上南瓜块，摆好造型，再
放入洗净的百合。

③撒上切好的红枣，最后点缀上洗净的葡萄干，静
置一会儿，待用。

④蒸锅上火烧开，放入蒸盘，盖上盖，用大火蒸约
10 分钟，至食材熟透。

⑤揭盖，取出蒸好的食材，浇上蜂蜜即成。

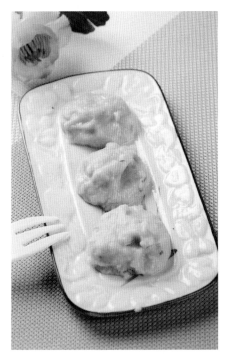

清蒸豆腐丸子

材料：

豆腐 180 克，鸡蛋 1 个，面粉 30 克，葱花少许

调料：

盐 3 克，食用油少许

做法：

①将鸡蛋打入小碗中，取出蛋黄，放在小碟子中，
待用。

②把洗净的豆腐装入大碗中，用打蛋器搅碎，倒入
备好的蛋黄，拌匀，搅散。

③再调入少许盐，撒上葱花，搅拌至盐分溶化。

④倒入适量面粉，搅成糊状，拌匀至起劲，制成面糊。

⑤取一个干净的盘子，抹上少许食用油，将面糊制
成大小适中的豆腐丸子，装入盘中，摆好。

⑥蒸锅上火烧开，放入装有豆腐丸子的蒸盘，盖上盖，
用大火蒸约 5 分钟至食材熟透。

⑦关火后揭开盖，取出蒸好的豆腐丸子，摆好盘即成。

石榴银耳莲子羹

材料：

石榴果肉 120 克，水发银耳 150 克，水发莲子 80 克

调料：

白糖 5 克，水淀粉 10 毫升

做法：

①将泡发洗好的银耳切成小块，备用。

②取榨汁机，选择搅拌刀座组合，倒入石榴果肉，加入少许矿泉水，盖上盖子，选择"榨汁"功能，榨取石榴汁。

③将榨好的石榴汁滤出，待用。

④砂锅中注入适量清水烧开，放入洗好的莲子，加入切好的银耳，盖上盖，烧开后用小火炖 30 分钟，至食材熟软。

⑤揭开盖，倒入石榴汁，搅拌匀，煮至沸，加入适量白糖，搅拌匀，煮片刻至白糖溶化。

⑥淋入适量水淀粉，用勺搅拌均匀，关火后盛出煮好的甜汤，装入汤碗中即可。

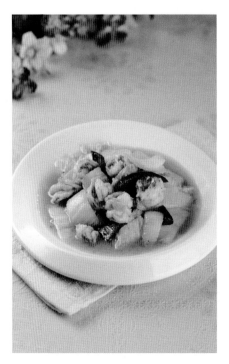

鲜虾炒白菜

材料：

虾仁 50 克，大白菜 160 克，红椒 25 克，姜片、蒜末、葱段各少许

调料：

盐 3 克，鸡粉 3 克，料酒 3 毫升，水淀粉、食用油各适量

做法：

①大白菜洗净切成小块，红椒洗净切开，去籽，切成小块，虾仁洗净由背部切开，去除虾线，将虾仁装入碗中，放入少许盐、鸡粉、水淀粉，抓匀。

②倒入适量食用油，腌渍 10 分钟至入味，锅中注水烧开，加入食用油、盐、大白菜，煮半分钟捞出。

③用油起锅，放入姜片、蒜末、葱段爆香，倒入虾仁，炒匀，淋入料酒，炒香，放入大白菜、红椒，拌炒匀，加入适量鸡粉、盐，炒匀调味，倒入适量水淀粉勾芡。

④将炒好的材料盛出，装入盘中即可。

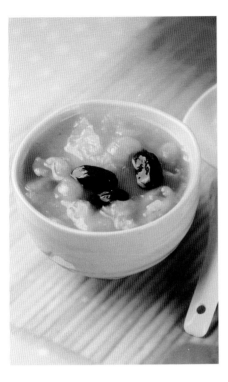

桂圆红枣银耳羹

材料：

水发银耳 150 克，红枣 30 克，桂圆肉 25 克

调料：

食粉 3 克，白糖 20 克，水淀粉 10 毫升

做法：

①洗好的银耳切去黄色根部，切碎。

②锅中注入适量清水烧开。

③放入切好的银耳，加入食粉，拌煮均匀，煮约 1 分 30 秒，至其熟软。

④捞出焯煮好的银耳，待用。

⑤砂锅中注入适量清水烧开，放入桂圆、红枣、银耳。

⑥盖上盖，用小火煮 30 分钟。

⑦揭盖，倒入少许水淀粉，搅拌匀。

⑧加入适量白糖，拌匀调味。

⑨煮至汤汁浓稠，关火后盛出煮好的食材，装入碗中即可。

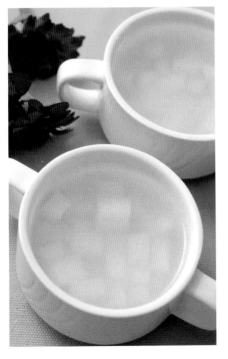

蜂蜜鲜萝卜水

材料：

鲜萝卜 250 克，蜂蜜 150 克

调料：

无

做法：

①鲜萝卜洗净，切丁，放入沸水煮沸后捞出，滤干水分，晾晒半日，再放入锅内。

②加入蜂蜜，用小火煮沸，调匀即可。

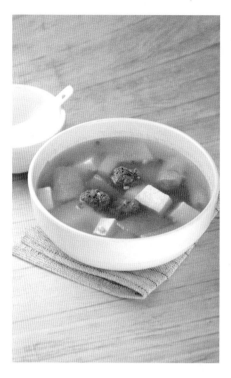

竹荪冬瓜丸子汤

材料：

水发竹荪50克，冬瓜200克，豆腐180克，牛肉末100克，姜末、葱花各少许

调料：

料酒4毫升，蚝油8克，盐2克，胡椒粉少许，芝麻油4毫升，生粉10克，鸡粉2克

做法：

①洗净的豆腐切开，再切成小方块，洗好的竹荪切成段，洗净去皮的冬瓜切成片，备用。

②将牛肉末装入碗中，放入姜末、葱花，加入适量料酒、蚝油、盐、胡椒粉。

③淋入芝麻油，拌匀，搅至起浆，倒入生粉，搅拌匀。

④锅中注入适量清水烧开，放入切好的豆腐、冬瓜、竹荪，煮至沸。

⑤将牛肉馅制成肉丸放入锅中，加入适量盐、鸡粉、芝麻油，搅匀调味。

⑥将煮好的汤料盛出，装入汤碗中，撒上葱花即可。

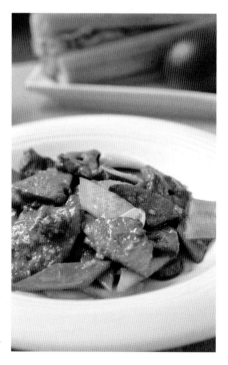

熘肝尖

材料：

鲜猪肝300克,胡萝卜片、黄瓜片各适量,葱末、姜末、蒜片各少许

调料：

料酒、酱油各15毫升，白糖7克，醋3毫升，盐、鸡精各1克，花椒油5毫升，淀粉适量

做法：

①猪肝切片，加盐、鸡精、料酒、淀粉拌匀，下五成热的油中滑散滑透，倒入漏勺。

②取小碗加入料酒、酱油、白糖、鸡精、水淀粉兑成芡汁备用。

③炒锅上火烧热，加少许油，用葱末、姜末、蒜片炝锅，烹醋，下入胡萝卜片、黄瓜片煸炒片刻，再下入猪肝片，泼入芡汁，翻炒均匀，淋花椒油，出锅装盘即可。

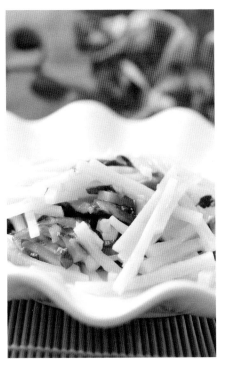

素炒三鲜

材料：

竹笋250克，芥菜100克，水发香菇50克

调料：

麻油、精盐、鸡精各少许

做法：

①将竹笋肉切成丝，放入沸水锅里烫一烫，入凉水洗净，沥干水分，待用。

②把水发香菇切去老蒂，清水洗净，切成丝，待用。

③将芥菜择去杂质，清水洗净，切成末待用。

④把炒锅洗净，置于旺火上，起油锅，下入笋、香菇丝，煸炒几下，加少许清水，大火煮沸后，转用小火焖煮3~5分钟，下入芥菜末迅速炒熟，淋上麻油即可。

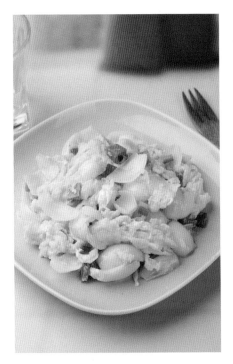

鸡蛋炒百合

材料：

鲜百合140克，胡萝卜25克，鸡蛋2个，葱花少许

调料：

盐、鸡粉各2克，白糖3克，食用油适量

做法：

①胡萝卜洗净切厚片，再切条形，改切成片。

②鸡蛋打入碗中，加入盐、鸡粉，拌匀，制成蛋液。

③锅中注入适量清水烧开，倒入胡萝卜，拌匀，放入洗好的百合，拌匀。

④加入少许白糖，煮至食材断生，捞出焯煮好的材料，沥干水分，待用。

⑤用油起锅，倒入蛋液，炒匀，放入焯过水的材料，炒匀。

⑥撒上葱花，炒出葱香味，关火后盛出炒好的菜肴即可。

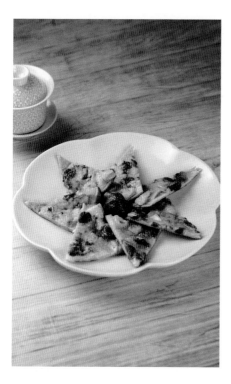

草莓樱桃苹果煎饼

材料：

草莓 80 克，樱桃 60 克，苹果 90 克，鸡蛋 1 个，
玉米粉、面粉各 60 克

调料：

橄榄油 5 毫升

做法：

①将洗净的草莓切成小块，把樱桃切碎。

②将洗净的苹果切成小块。

③将鸡蛋打开，取蛋清装入碗中，备用，将面粉倒
入碗中，加入玉米粉，倒入蛋清，搅匀。

④加入适量清水，继续搅拌均匀，放入切好的水果，
拌匀。

⑤煎锅中注入橄榄油烧热，倒入拌好的水果面糊，
煎至焦黄色，翻面再煎至焦黄色。

⑥把煎好的饼取出，用刀切成小块，装入盘中即可。

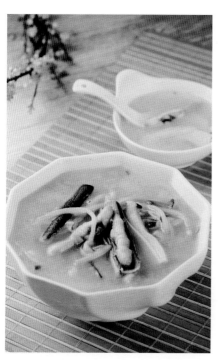

杏鲍菇黄豆芽蛏子汤

材料：

杏鲍菇 100 克，黄豆芽 90 克，蛏子 400 克，姜片、
葱花各少许

调料：

盐 3 克，鸡粉 2 克，食用油适量

做法：

①杏鲍菇洗净对半切开，切成段，再切成片，备用。

②用油起锅，放入姜片，爆香，加入洗净的黄豆芽，
翻炒匀，倒入切好的杏鲍菇，略炒片刻。

③锅中倒入适量清水，盖上盖，煮至沸腾。

④揭开盖子，放入处理好的蛏子，拌匀，煮一会儿，
加入适量盐、鸡粉，拌匀调味。

⑤盖上盖，用中火煮 2 分钟，揭开盖，把煮好的汤
料盛出，装入汤碗中，撒上葱花即可。

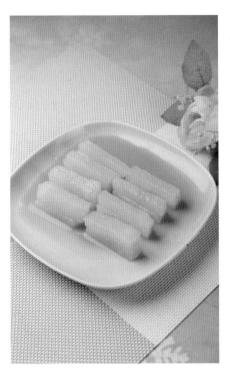

橙汁冬瓜条

材料:

冬瓜 270 克, 橙汁 450 毫升

调料:

白糖适量

做法:

①冬瓜洗净切段, 再切成大小均匀的条状, 备用。

②锅中注入适量清水烧开, 倒入冬瓜条, 拌匀, 用小火煮 2 分钟。

③捞出冬瓜, 放凉待用。

④取橙汁, 加入少许白糖, 拌匀, 至白糖溶化。

⑤倒入冬瓜条, 拌匀, 浸泡 2 小时。

⑥取一个干净的盘子, 放入泡好的冬瓜条, 浇上适量橙汁即可。

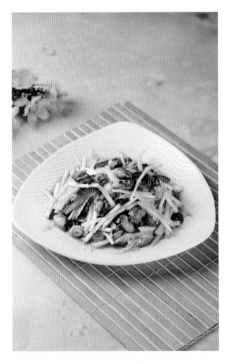

韭黄炒牡蛎

材料:

牡蛎肉 400 克, 韭黄 200 克, 彩椒 50 克, 姜片、蒜末、葱花各少许

调料:

生粉 15 克, 生抽 8 毫升, 鸡粉、盐、料酒、食用油各适量

做法:

①韭黄洗净切段, 彩椒洗净切条, 装入盘中, 备用。

②把洗净的牡蛎肉装入碗中, 加入适量料酒、鸡粉、盐, 拌匀, 放入生粉, 搅拌均匀。

③捞出汆煮好的牡蛎, 沥干水分, 待用。

④热锅注油烧热, 放入姜片、蒜末、葱花, 爆香, 倒入汆过水的牡蛎, 翻炒均匀。

⑤淋入生抽, 炒匀, 再倒入适量料酒, 炒匀提味, 放入彩椒, 翻炒匀, 倒入韭黄段, 翻炒均匀。

⑥加入少许鸡粉、盐, 炒匀调味, 关火, 盛出即可。

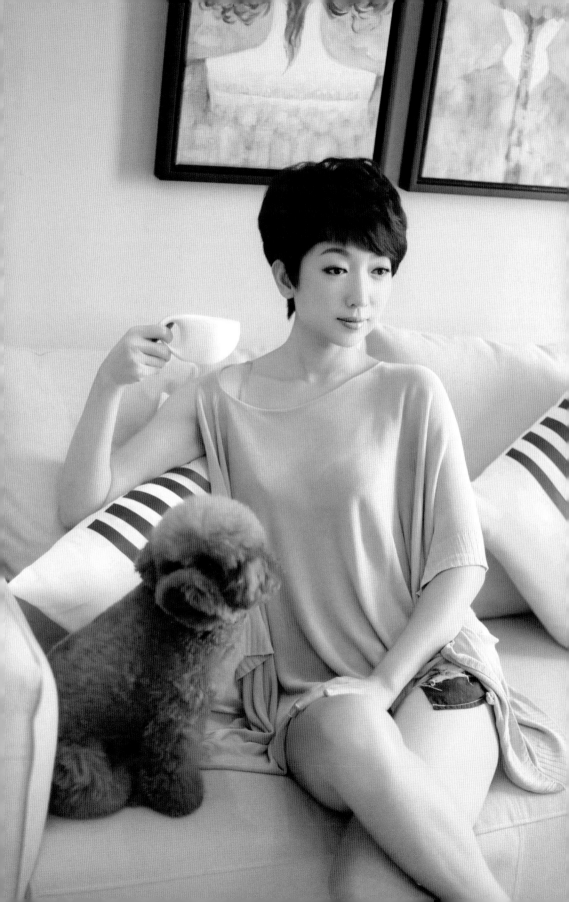

Chapter 4　调理生活：
幸"孕"宝宝

　　现代社会生活节奏快，许多备孕妈妈和备孕爸爸都过着不健康的生活，不仅导致自身体质下降，而且会造成诸多产前产后疾病。所以在调理好身体之前草率生育是不可取的。孕前 3 个月，应将双方的身体和心理状况都调整到最健康的状态，才能为孕育一个健康的宝宝打下坚实的基础。

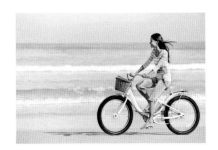

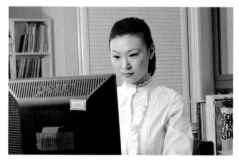

长期的"无序"生活和工作方式会对女性受孕带来不利影响。据调查，繁忙的工作和不规律的生活会导致女性月经不调、内分泌紊乱等，而这些疾病会引发女性子宫内膜异位症。子宫内膜异位的直接后果是干扰受精卵顺利着床，引起女性不孕。

近年来子宫内膜异位症已经成为 20 多岁女性的常见疾病，在此建议那些过惯了"无序"生活的备孕女性，从准备要个宝宝开始，就要建立起正常、规律、健康的生活习惯，为顺利受孕做好身体准备。

1. 超负荷工作不可取

现代职业女性的工作节奏日益加快，身体上和精神上都要承受很大的压力。职场妈妈的身体和精神若是长期处于超负荷状态，不注意休息和调节，就会使中枢神经系统持续处于紧张状态而引起心理过激反应。时间长了，可能会导致交感神经兴奋增强，内分泌功能紊乱，从而引发各种疾病，这对于职场备孕女性顺利受孕极为不利。

建议职场女性一旦下定决心要个宝宝，就应避免让自己长期处于超负荷的工作状态，要做到劳逸结合、张弛有度，合理安排自己的生活和工作，为成功受孕创造有利条件。

2. 规律作息，保持适度良好的睡眠

如今，很多年轻人都是迷恋夜晚的"蜘蛛侠"。

每天下班后便会打开电脑，浏览一会儿网页，接着便开始没完没了地看韩剧、美剧、港台剧等，或者沉迷在自己的网游世界里。这样的人有一个共同点，那就是一般不到 12 点绝不睡觉。殊不知，经常熬夜也会影响受孕。

熬夜影响受孕

备孕女性经常熬夜，会使身体原有的生物钟发生改变，从而引发机体生命节律紊乱。这种紊乱会导致一系列内分泌功能失调，进而对备孕女性的排卵周期产生影响。一旦备孕女性的排卵周期被打乱，就会出现月经不调、性激素分泌不平衡等现象，从而影响受孕。另外，性激素分泌异常，会引发子宫肌瘤、子宫内膜病变等症。

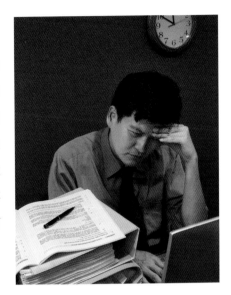

这样做，让你恢复规律生活

为了实现理想中的优生，在此建议一些"夜猫子"型的备孕夫妻，在孕前一定要调整好自己的作息时间，避免熬夜，告别自我放纵的生活。

有些备孕夫妻会觉得要戒掉这些坏习惯比较难，别担心，按照下列"作战计划"一步一步来，慢慢就可以养成良好的作息规律。

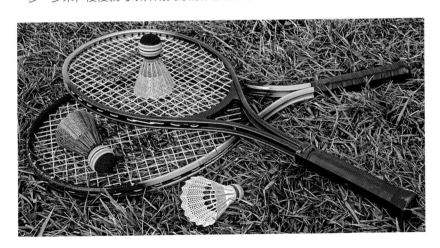

■每天保证 8 小时睡眠时间。

■入睡时间保证在晚上 11 点之前。

■互相监督，坚决不熬夜。

■下班回家后戒除网络，夫妻可以听听音乐，看看备孕书籍，周末白天可以适度过过网瘾，有空的时候可以去散散步、爬爬山、打打球。

■回家莫谈公事，保持心情愉快。

3. 远离烟酒，轻松交好"孕"

香烟或美酒，享用的人常常会沉迷其中而不能自拔，旁观者亦觉得其洒脱或豪放。不过，这些让人或飘飘欲仙或沉醉的物品却是优质宝宝的天敌，备孕夫妻一定要注意远离烟酒。

香烟：孕育优质宝宝的"杀手"

计划要个优质宝宝的备孕夫妻一定要注意香烟这个"隐形杀手"有下列危害。

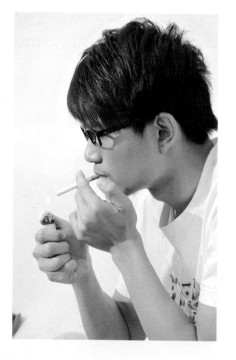

■香烟中的尼古丁可以导致备孕女性的胎盘血管和子宫血管收缩，对受精卵着床极为不利。

■香烟在燃烧过程中所产生的有害物质可以导致细胞突变，并会损害到生殖细胞，卵子和精子在遗传因子方面的突变会导致胎儿智力低下或畸形。

■不吸烟的备孕女性与吸烟的丈夫在一起也会受到影响。因为两人在一起时，飘浮在空气中的焦油和尼古丁会被备孕女性吸入。

建议有吸烟嗜好的备孕夫妻在怀孕前至少 6 个月开始戒烟。

切莫贪恋杯中之物

古语道"酒后不入室"，意思是说醉酒之后不能同房。之所以这么说，是因为酒后同房怀孕所生下的宝宝易出现畸形或智力障碍。无论饮酒的是男性还是女性，这种危害都是存在的。

男性酗酒对宝宝的影响：备孕男性酗酒后和妻子同房致妻子怀孕，会增加生出低能儿、畸形儿的概率。酒的主要成分是酒精（乙醇），被胃肠吸收后进入血液运行至全身，除少量从汗液、尿液及呼出气中排出体外，大部分在肝脏内分解和代谢。肝脏把酒精（乙醇）转化为乙醛，进而变成醋酸利用，但这种功能有限。随着饮酒量增加，酒精（乙醇）在体内达到一定浓度，可以导致精子的遗传基因突变，会给生殖细胞造成毒害。备孕男性酗酒会使 20% 左右的精子发育不全或者游动能力过差，这种精子如果和卵子相遇形成受精卵，会造成胎儿发育迟缓，出生后智力低下，甚至造成智障。

女性酗酒对宝宝的影响：备孕女性酗酒对胎儿不良影响更大、更直接。受孕前 1 周左右，女性酗酒会对其将孕育的胎儿造成难以弥补的损害。有饮酒习惯的女性，即使在受孕前 7 周停止饮酒，也会对胚胎有一定的损害。因此，为了下一代健康，女性受孕前最好能戒酒 1 年以上，以免让日后所孕育的胎儿遭受酒精（乙醇）的摧残。

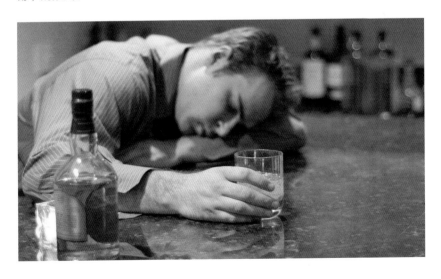

4. 孕前谨慎用药

俗话说"是药三分毒"。对于准备怀孕的夫妻而言，药物是优生的一大杀手。在用药期间，如果女性一不小心怀上了，这可能真是"要命"的事儿——不少女性就是因为服药期间意外怀孕而不得不流产。因此，若打算怀孕，一定要谨慎用药！

滥用药物危害大

女性孕前、孕期滥服药物危害无穷。女性在孕前和孕早期服用药品对胎儿的影响尤其大，具体危害如下。

受精前到妊娠第3周： 受精前到受精后的3周内，如果受精卵受到药物影响，会在着床前被自然淘汰，引起自然流产。

妊娠3～7周末： 胎儿的细胞分裂加速，中枢神经形成，心脏、眼睛、四肢等重要器官也开始形成，极易受药物等外界因素影响而致畸，属致畸高度敏感期。

妊娠8～11周末： 这一阶段同样也是胎儿器官形成的重要时期，主要是手指、脚趾等小部位器官的形成期，因此受药物影响不会像前3周那么大，但是用药时还是要慎重对待。

妊娠12～15周末： 药物引起异常的可能性相对很小，但依然存在，而且这个时候胎儿的外生殖器还未形成，因此女性对于激素的使用要特别注意。

妊娠16周到分娩： 这个时期，胎儿各个器官的原始胚芽已存在，但器官处于发育过程中，若此时乱用药物，则易使器官发育出现畸形，严重时可能会引起

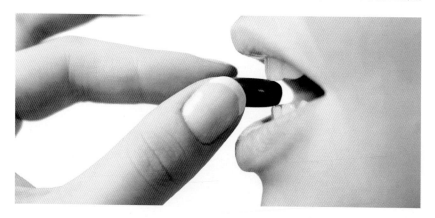

流产或早产等。

备孕期男性服药也会对胎儿产生不良影响。通常，人们对女性使用药物普遍比较慎重，而对男性用药却不太注意，尤其是在怀孕前。然而，不少药物对于男性的精子也有很大的损害。

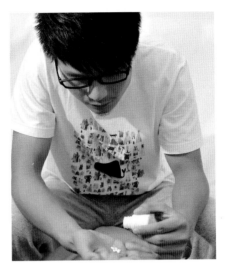

备孕男性在孕前切忌乱用药物，这是因为很多药物如抗癌药、咖啡因、吗啡、类固醇、利尿药、抗组胺药等，会对男性的精子质量和生殖功能造成一定程度的损害，有些药物还会导致新生儿缺陷、宝宝发育迟缓、行为异常等。

另外，植物中的石竹科满天星、肥皂草、象耳草等，由于它们中的皂苷成分有杀精作用，朱槿花、吊灯花等植物成分对睾丸、附睾和精囊有较强的抑制作用，且会阻碍生精过程，故育龄男性都不宜服用这类草药、中成药。

此外，如果男性的睾丸中的精液含有药液，也能通过性生活进入女性阴道，经阴道黏膜吸收后，进入血液循环影响受精卵，会使低体重儿及畸形儿的发生率增加。

建议备孕男性在孕前 2 ~ 3 个月少用或不用毒性大的，在体内易蓄积的药物。

致畸药物大盘点

任何药物都是"双刃剑"，既有其治疗疾病的作用，又有一定的不良影响。女性在孕前和孕期服用某些药物可对胎儿产生不利影响，严重的还会导致胎儿畸形。因此，女性在孕前和孕期用药时一定要谨慎，应在医生的指导下正确使用，切莫自作主张滥用药物。

下面，就来看看哪些药物会致畸吧。

抗生素类药物：抗生素类药物有四环素、土霉素、链霉素、庆大霉素、新霉素等。

四环素、土霉素：四环素、土霉素可造成胎儿短肢畸形、囟门隆起、先天性白内障，孕晚期服用可造成宝宝在儿童期牙釉质发育不良。

链霉素、庆大霉素类药物：链霉素、庆大霉素类药物可损害胎儿第8对脑神经，导致先天性耳聋，还可损害肾脏功能。

新霉素：新霉素可使胎儿骨骼发育异常，引起骈指、肾肺小动脉狭窄、先天性白内障、智力障碍等。

性激素类药物：性激素类药物包括孕激素制剂、雌激素类、醋酸氯烃甲烯孕酮等，女性在孕期服用这些药物会导致不同程度的两性畸形。

孕激素制剂：女性在孕期服用合成的孕激素，可以让女性胎儿男性化，出现阴唇融合、形若阴囊，阴蒂肥大等症状。有报道，早孕时用过口服避孕药的女性同样可以见到如此结果。孕妈妈若在孕早期没有及时发现自己怀孕的事实而继续口服避孕药的话，很可能会导致胎儿先天畸形，无论是男胎还是女胎，均会发生脊柱、肛门、心血管、食管、气管和四肢的畸形。

雌激素类：女性在妊娠早期服用雌激素类药物可以引发女胎患有阴道腺病及其他生殖道疾病，如子宫发育不全、宫腔束窄带、阴道发育不全等；男胎受其影响则会发生睾丸或阴茎发育不全、附睾囊肿，成人后，其精子数量、活力较低，形态异常的精子数较多。

醋酸氯烃甲烯孕酮：醋酸氯烃甲烯孕酮是目前最有效的抗雄激素药。女性若在妊娠第6～12周服用此类药物，则会导致男婴内、外生殖器发育停滞或是有睾丸但也有阴道等情况。因此服用醋酸氯烃甲烯孕酮时应避孕，服药期间妊娠的女性，需要慎重考虑是否继续妊娠，有条件者最好去专科医院咨询处理，以免造成终身遗憾。

抗甲状腺药：抗甲状腺药物（如硫脲嘧啶、甲硫脲嘧啶、丙硫脲嘧啶）和碘制剂可以经过胎盘进入胎儿体内而引起胎儿甲状腺功能减退及代偿性甲状腺肿大、智力发育缓慢、骨骼生长迟缓，严重的还会出现克汀病（地方性呆小症）。

抗癫痫药及镇静催眠药：苯妥英（抗癫痫药）：苯妥英具有明显的致畸作用，女性服用苯妥英而发生畸胎者是正常人的2～3倍。苯妥英可以引起胎儿唇裂、腭裂及心脏畸形等。

巴比妥类（镇静催眠药）：有人认为孕妈妈服用巴比妥类药物是安全的，但也有学者发现，服用巴比妥类药物的女性，怀上先天性畸形胎儿的概率远远高于未服用此类药的女性。胎儿的畸形一般表现为无脑儿、四肢畸形、先天性心脏病、唇裂、腭裂、两性畸形等。

糖尿病治疗药物： 孕妈妈在孕期服用磺酰脲类药物（如甲苯磺丁脲、氯磺丙脲等）可引发死胎和胎儿畸形，表现为内脏畸形、骈指、耳和外耳道畸形、右位心等。

抗癌药物： 在孕妈妈妊娠的早期过程中，孕妈妈服用抗癌药物，可引发流产、胎儿宫内死亡或先天性畸形等。在孕中期和孕晚期服用抗癌药物，致畸危险则相对减少，但早产和死胎发生的可能性仍很大，尤其是一些抗代谢类药物的危害最大，如环磷酰胺、氟尿嘧啶、甲氨蝶呤等。

中药： 有很多备孕夫妻较为相信中草药的效果，认为中药性温，补身无害，甚至随便去药房抓药使用，这是非常错误的做法。

经过近几年的优生遗传研究证实，一些中草药对孕妈妈以及胎儿都会造成不良影响。

中草药中的牵牛子、大黄、芒硝、大戟、巴豆、芫花、甘遂等，可以通过刺激肠道，引起子宫强烈收缩，导致女性流产、早产。

麝香、红花、枳实、当归、蒲黄等，能导致子宫变得兴奋，从而导致宫内胎儿缺血、缺氧，引发胎儿发育不良和畸形，严重的还会引发流产、早产和死胎。

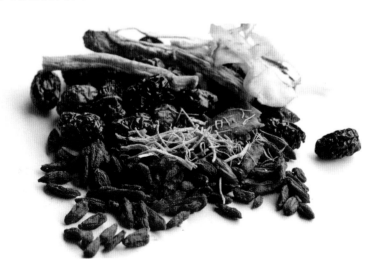

有些中草药如生南星、乌头、芫花、朱砂、大戟、巴豆则有一定的毒性，它们有的可以给胎儿的生长发育造成一定的影响。

因此，建议备孕女性在用药时，一定要慎用中草药，最好在咨询医生以后再决定是否服用。

孕前用药需注意

备孕夫妻在孕前用药要注意以下几个要点，避免对受孕和胎儿造成不利影响。

禁用部分药物。备孕夫妻在孕前都应避免使用解热止痛药、环丙沙星、氯丙酸、利福平、酮康唑等药物，以免对卵子的受精能力造成一定影响。

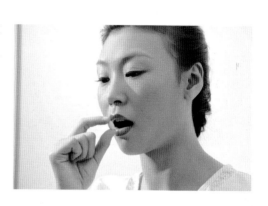

用药时看清"孕妇忌服"备孕。女性在孕前如需自行服药，应禁服药物标志上有"孕妇忌服"字样的药物。

女性孕前禁用药。备孕女性在孕前禁服影响女性生殖细胞的药物，如部分抗生素、抗癌药、部分激素等。

孕前切莫服用催眠药。安眠药对男女双方的生理功能和生殖功能均有不同程度的损害。男性服用催眠药可使睾丸酮生成减少，易导致阳痿、遗精及性欲减退等，从而影响生育能力。女性服用催眠药则可影响下丘脑功能，引起性激素浓度的改变，表现为月经期间无高峰出现，造成月经紊乱或闭经，并引起功能障碍，从而影响受孕能力，造成暂时性不孕。为了避免影响双方的生育能力，新婚夫妻或准备怀孕的备孕夫妻千万不要服用催眠药。如果发生失眠现象，最好采取适当休息、加强锻炼、增加营养、调节生活规律等方法来解决，从根本上增强体质，不能靠服用催眠药维持睡眠。

慢性病患者停药听医嘱。备孕女性若患有慢性疾病，如高血压病、癫痫、糖尿病、哮喘等，需长期服用某种药物，在怀孕前一定要先咨询医生，并由医生确定安全的受孕时间。

　　长期服药者停药后切莫立即怀孕。有些备孕女性身体有病，需要长期服用某种药物，如抗生素、抗精神病药、激素、抗癌药、抗癫痫药物等，这些药物会对生殖细胞产生一定程度的影响。卵子从初期卵细胞到成熟卵子约需 2 周时间，在此期间，卵子最易受到药物的影响。因此，建议长期服用药物的备孕女性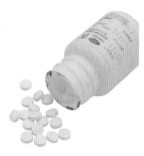千万不要停药后立即怀孕。一般来说，备孕女性停服药物 20 天后受孕就不会对下一代造成不利影响。但是，各种药物的作用，在人体代谢的时间以及对卵细胞的影响各不相同，有的药物的影响时间可能要长于 20 天，因此，建议长期用药的女性在计划要个宝宝时，最好请医生指导，然后再确定怀孕的时间。

5. 莫因追求外在美而伤害胎儿

　　在现代社会，无论是男性还是女性，保持外表的光鲜靓丽都是十分必要的。一般来说，适当化化妆、做些面子工程，悦己的同时又能悦人。但对于备孕的夫妻来说，最好能用最自然的方式来打扮自己，尽量远离含有对人体有害物质的化妆品，少穿不利于孕育的性感衣物。

不化妆，素面朝天别样美

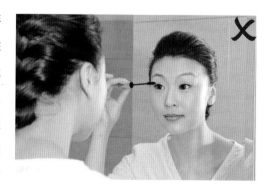

　　如今，为了看上去更加年轻漂亮、时尚靓丽，很多女性都喜欢化妆，有些女性甚至达到了"不化妆不出门"的程度。

　　女性爱美固然没有错，但是，备孕女性最好不要浓妆艳抹。因为大多数的化妆品中可能都会含有一些有害的化学物质，如氧化铝、氧化锌、水杨酸、硫化物、过氧化物、重金属等，这些微量的有害物质，长期在体内蓄积，则一定会给备孕女性顺利受孕带来不利影响，甚至还可能会影响到未来宝宝的健康。

所以，准备怀孕的女性就暂时把美容品、化妆品放在一边吧，只保留一些基础的护肤品即可。换个角度想想，其实这也是在为自己的肌肤和头发"减负"，不是吗？

不过，有些备孕女性由于工作需要或是自身习惯，一定要化妆，那么，在选择化妆品时就要注意选择透气性好、含铅少、不含激素、尽量是天然摄取的，较为安全的产品；在化妆过程中，应简洁大方，给人以清爽感，最好不要画眼线、眉毛，不涂口红。如果使用口红，在喝水前应先抹去，以防止有害物质和水一起进入备孕女性体内。

不烫发染发，让头发自然黑亮

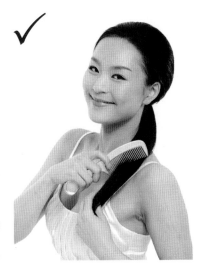

一些追求时尚的备孕女性平时喜欢烫发染发，但一旦准备要个宝宝，备孕女性就要注意孕前尽量不要烫发染发。这是因为染发剂中含有一些重金属和化学物质，它们可以通过头皮吸收进入人体，对人体健康产生极大危害。这些有害物质很可能会长期停留在体内，这势必会对未来的胎儿产生不良影响。特别是烫发水，会经皮肤吸收之后进入备孕女性的血液循环，危害卵子的质量，从而影响正常怀孕。建议备孕女性在孕前 6 个月就不要再烫发染发了。如果已经烫发染发的备孕女性决定要怀孕，则要将怀孕时间推迟到 3 个月以后。

一些女性在烫发染发后才发现自己已经怀孕了，为此感到十分紧张，甚至有的企图用祛毒素护发素来消除烫发和染发所带来的毒素，这种做法很不科学。在此，建议孕妈妈立刻到医院去对胎儿做检查，看其是否健康。若胎儿一切正常，孕妈妈只需保持心情愉快，定期进行孕检，对胎儿的发育情况随时给予观察，一般来说是没有什么问题的。

不美甲，十指洁净即是美

爱美之心，人皆有之。有的备孕女性喜欢涂指甲油，这虽然让备孕女性的纤纤玉指变得更加美丽，但却给未来的胎儿带来了极大危害。

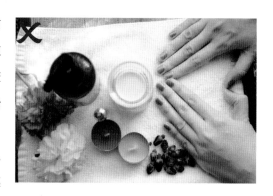

多数指甲油中都含有对人体有一定不良反应的物质，其中包括大量的化学溶剂，如邻苯二甲酸酯、乙酸乙酯、甲苯、酒精、甲醛等，其中甲苯和甲醛都是致癌物质；而邻苯二甲酸酯会影响人体正常的激素平衡，会导致严重的生殖系统损害以及其他健康问题。

此外，指甲油中还含有一种酞酸酯的物质，易引起孕妇流产或产出畸形儿。若备孕女性怀上的是男宝宝，还可能会危害到男宝宝肾脏及生殖器官。

因此，无论是在孕前还是孕期，建议备孕女性为了宝宝的健康不要涂指甲油，甚至连美甲的各种小店都不要光顾。有些女性又有疑问了：指甲油不让涂，为何连美甲小店也不让去了呢？这是因为指甲油所散发的气味对人体有更大的危害。美甲小店里，一些女性在涂指甲油时，其中的化学物质会随之挥发，混杂在空气中，随着呼吸进入人体，对备孕女性、孕妈妈及腹中胎儿的健康造成极大损害。

不喷香水，让体香清爽散发

大多数香水中含有 50 ～ 150 种成分，目前，香水的用料构成尚属于商业机密，各国执法部门并不要求厂家向消费者公布香水中的化学成分，而是将其笼统地称为香精。其实，很多香水中添加的化学香料（人工香味）都具有一定的毒性，这就给使用香水的备孕女性带来了一定的安全隐患。因此，建议备孕女性在孕前就要远离香水。

香水中含有酞酸二乙酯，会对成年男性精子的 DNA 造成损害。国外有关研究小组以 168 名成年男子为对象作了相关研究，结果表明，这些成年男性精子

DNA 的损伤和体内酞酸二乙酯的含量有密切联系。

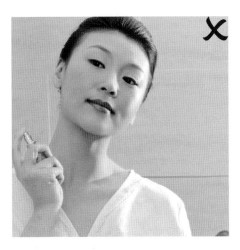

香水、香皂以及其他一些芳香类制品中，通常都含有酞酸二乙酯这种物质。因此，为了生出高质量的精子，备孕男性应少用或不用香水、香皂等。

另外，备孕男性最好也不要用女性美容品，因为女性美容品中含有一定量的雌激素物质，雌激素通过皮肤进入男性体内，会对正常男性内分泌系统造成干扰，导致其体内的雌激素增加、雄激素降低，从而导致其性能力减弱，严重的还会出现性功能障碍。因此，有使用女性美容品习惯的备孕男性在孕前一定要将这习惯改掉。

不穿紧身、塑体衣物，舒适最重要

为了时尚与性感，一些男性喜欢穿紧身裤，一些女性则喜欢穿紧身衣、丁字裤。本来这并不是什么大事，但是，一旦下定决心要个宝宝，女性就要让丁字裤成为压箱底之物，男性就要将紧身裤"打入冷宫"了。之所以这么说，是因为紧身裤、紧身衣和丁字裤对于生育都极为不利。那么，三者对于生育究竟有什么危害呢？

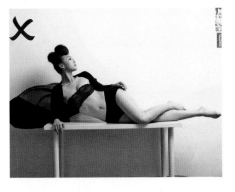

丁字裤。丁字裤又称 T 形裤，即在会阴等皮肤娇嫩处只有一条绳子的布带。丁字裤穿在身上很容易和皮肤发生摩擦，引起局部皮肤红肿、破损、溃疡乃至感染。另外，丁字裤的布料通常是人造布料，如合成纤维、不透气的尼龙等质地，如果周围环境空气比较潮湿的话，比较容易导致细菌滋生，使备孕女性患上一些妇科疾病，如过敏、霉菌感染等，这会为备孕女性成功受孕带来一系列的麻烦。

因此，建议备孕女性最好在孕前就将丁字裤放在柜子的角落里，直到小宝宝顺利诞生，再让它"重见天日"吧。

那么，备孕女性应该选择什么样的内裤呢？在挑选内裤的时候，备孕女性应注意以下几点。

■尽量选择宽松一些的内裤，以便透气排汗。

■在材质上，可以选择天然纯棉或是经软化处理过的亚麻内裤，这种内裤透气性好、吸汗，对皮肤没有什么刺激。

■在颜色方面，可以选择一些浅色的内裤，如肉色、米色等，因为深颜色的衣物都是经过染色处理的，对皮肤的刺激性很大。

紧身衣。紧身衣可使女性体内血液循环不畅，尤其是在月经期，会使经血流出不畅，且在穿脱时还会使盆腹腔压力突变，易造成经血逆流，最终出现经期腰痛、腹痛症状，严重者还会导致不孕。因此，女性在备孕期衣着方面要宽松，以使乳房和腹部保持自然松弛状态为宜，这样有利于生理功能的协调。

紧身裤。有些男性喜欢穿紧身裤，殊不知，这会对男性的生育能力造成不良后果。紧身裤会包裹着阴囊，使其处于密闭状态，造成空气流通不畅，细菌滋生，从而引发生殖道的炎症。同时，紧身裤也阻断了阴囊皮肤的散热降温，对于血液循环极为不利，对精索静脉回流极为不利，则不利于精子的产生。长期下去，容易造成备孕男性不育。

时尚的紧身裤对于女性而言，虽然不像对于男性的危害那么严重，但也存在隐患，如紧身裤包裹在臀部，使阴道分泌物无法透发，易使细菌滋生繁殖，引发阴道炎，这对于优生优育是极为不利的。

因此，为了未来的宝宝，备孕夫妻在孕前最好都选择宽松、纯棉、透气的裤子，千万不要为了一时的喜好，而失去拥有一个健康宝宝的幸福。

6. 性生活，健康有序更幸"孕"

古人说"食色性也"。性是人之大欲，性爱是人类繁衍的前提，是男女生活中不可缺少的内容，是维系一个家庭的必要条件。

为了繁衍后代、生个优质宝宝，备孕夫妻孕前一定要懂得以下 4 个性生活的禁忌。

注意性生活卫生

备孕男性外生殖器具有较多的褶皱，会有很多分泌物积聚到那里，为细菌繁殖创造了一个良好的环境。若不注意卫生，性交时容易将细菌带入妻子的尿道和阴道，从而引起感染，严重的还会导致不孕。

建议备孕夫妻在每次性生活前后都要清洗一次，以保证彼此生殖器的清洁。在清洗的过程中，备孕夫妻应注意以下方面：

■切忌过于频繁地搓洗生殖器官。

■要用温水清洗，避免用热水或冷水清洗。这是因为热水会造成局部的刺激或损伤，而冷水清洗则会让人感到不适，且不易将局部分泌物清洗干净。

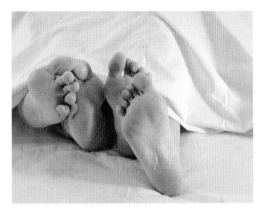

■平时最好用清水清洗，慎用清洗液。

调整性生活频率

备孕男性在孕前 3 个月就要注意调整性生活频率，因为毫无规律的性生活不仅会影响夫妻之间的生活质量，严重者还会导致不孕不育。

夫妻性生活频率过低。夫妻性交次数过少，精子和卵子相遇的机会也比较少，不易受孕。另外，夫妻性生活频率过低，会造成性交间隔期过长，精子在备孕男性体内停留的时间过长，会自然衰老、活力下降、死亡，从而导致异常的精子数量增加，精子质量降低同样不利于受孕。

夫妻性生活频率过高。有的备孕夫妻认为性交次数多则可以提高怀孕的概率，因而频频性交，但却怀孕无望。这是因为性交次数过多，会使备孕男性的精液量减少，精子密度降低，精子的活力和生存率都会下降，甚至射出的精子是发育尚未成熟的幼稚型精子，这些精子和卵子相遇的"后劲"会极大降低，从而不利于受孕。

一些会产生特异性免疫反
应的备孕女性，如果过于频繁
地和丈夫的精液相接触，则会
激发备孕女性体内产生抗精子
的抗体，阻碍精子与卵子的结
合，从而导致备孕女性免疫性
不孕。

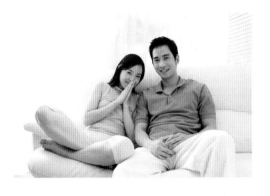

备孕夫妻一定要牢记：只有有规律的性交，才能保证精子的数量和质量，更
有利于生出优质宝宝。

端正态度，避免过度手淫

一般来说，适度手淫对男性并没有太大的损害，还可以在一定程度上缓解性
紧张。但是，过度手淫会造成备孕男性心理上的障碍，损耗体力，使得睾丸激素
分泌及精液消耗过多，导致肾亏或阳痿，进而造成不孕不育的严重后果。因此，
备孕男性要学会自我调适身心，学习和正确掌握性知识，尽量少手淫，以保证日
常性生活的和谐和维持正常的生育能力。

不仅备孕男性要避免过度手淫，备孕女性更应避免，尤其应避免不洁手淫，
这会引发备孕女性感染阴道炎、子宫内膜炎、宫颈炎以及输卵管炎等，从而对受
孕造成影响。

远离"一夜情"，让身体更健康

"一夜情"的直接后果就是备孕男性更易染上性病。淋菌和淋菌性尿道炎等
性病会造成前列腺炎、睾丸炎、附睾炎、输精管炎等，导致男性生精功能和精子
质量发生变化，对成功受孕极为不利；或是使输出精子的通道阻塞，导致精子难
以排出，从而引起男性不育。

建议备孕男性要远离"一夜情"，让身体更健康。

二、生活环境的选择

优生优育与环境关系密切，良好的生活和工作环境对精子、卵子的关系是重要的，会让精子和卵子处于最佳状态，为生育健康的宝宝奠定良好的基础。

1.营造安全舒适的居住环境

待的时间最久也最放松的甜蜜住家，可能隐藏着不利于孕育的杀手。如新装修的房子里空气的品质可能比户外还低数倍——家具、建材等散发的毒气久久难以消去，这会损害备孕夫妻的身体健康。因此，在怀孕前，先把家居里的不安全因素通通消灭吧。

不宜住新装修的房子

新装修的房子最好先晾半年再入住，这是因为一些室内装饰材料、新家具等散发出的有毒有害物质中包含甲醛、三氯乙烯、丙烯腈、苯、醚酯类等挥发性物质，会对备孕女性带来极大的危害，严重的还会导致胎儿畸形。

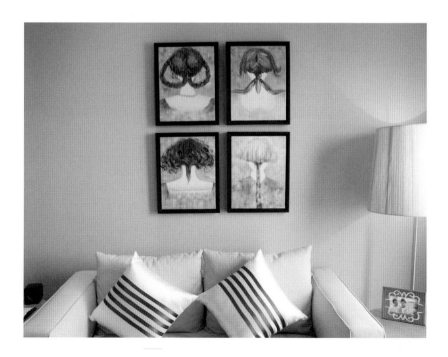

要注意房间卫生

人体在进行新陈代谢的时候，体内会产生大量的化学物质，如果长时间紧闭房门，二氧化碳在室内的浓度就会升高。这就是很多人在紧密的屋子里久待，都会感到头昏脑涨、胸闷恶心、四肢乏力的原因。这是不利于身体健康的行为，尤其是备孕女性的身体，所以房间的卫生一定要注意及时打扫。

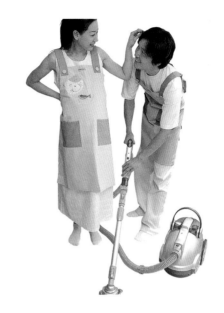

预防人体对房间的污染

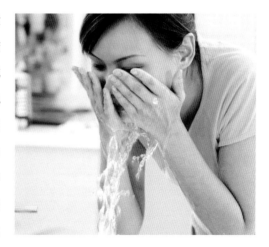

皮肤是人体最大的排泄器官，经由皮肤进行排泄的废物有 171 种之多。国外权威的科学研究表明，人体皮肤脱落的细胞占室内尘埃成分的 90%。另外，通过汗液蒸发的尿素、尿酸、皮脂腺、盐分等成分也散发到空气中。即使是健康人，每天通过打喷嚏、吐痰、咳嗽等排出的病菌也不容小觑。如果有病人在房间里，排出的病菌和有害物质会更多。

应该怎样预防这些污染呢？首先要注意个人卫生，不但要勤洗澡、勤换衣服，还要经常让房间换气通风，勤晒被褥，做好个人的卫生清洁工作。

经常开窗通气

空气污浊，更容易滋生细菌，所以要经常注意开窗通气。如果是夏天，窗户可以一直开；冬天气温虽然较低，但是最好每天清晨也要开窗通风 10 分钟。

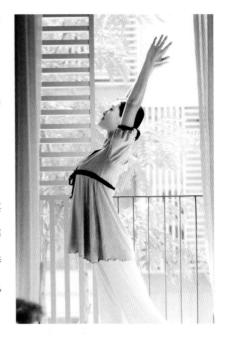

经常打扫卫生

最好每天都要打扫室内卫生，每周进行一次大扫除。厨房、卫生间等都是细菌容易滋生的地方，必须保持清洁。不要随意堆放居室物品，以免为细菌提供滋生的温床。

这些花草，别在家中摆放

房间内摆放一些合适的花草可以让室内空气变得更加清新，但是，有些花草却会与人争夺氧气，有的甚至还会释放有毒气体。因此，一定要避免在家中摆放此类花草。那么，哪些花草不适合在家中摆放呢？

松柏类植物。松柏类植物如接骨木、郁丁香等，会分泌脂类物质，释放出浓郁的松脂味，对备孕夫妻的肠胃有较大刺激作用，时间长了会让人感到恶心、食欲下降。

耗氧性花草。耗氧性花草如丁香、夜来香等，在进行光合作用时，会大量消耗氧气，从而对人体产生危害。

本身含有毒性的花草。有些花草如郁金香、含羞草、秋水仙、夹竹桃等有微毒。备孕夫妻如果过多接触含羞草的话，则会导致眉毛稀疏、头发脱落；夹竹桃会分泌一种乳白色液体，备孕夫妻长期接触后便会出现昏昏欲睡、智力下降等症状。

容易引发过敏的花草。有些花草如紫荆花、洋绣球等，散发出的花粉会诱发哮喘症或导致备孕夫妻咳嗽加重，有些花草与备孕夫妻接触后则会让人皮肤过敏而引发瘙痒症。

孕前安顿好宠物

一些人喜欢在家中养宠物，殊不知，这会给备孕女性和未来宝宝的健康带来极大危害。

宠物对健康受孕的危害。宠物作为传染源可直接传播人畜共患的疾病，如狂犬病、炭疽、弓形虫感染等，其中，弓形虫对备孕女性的危害最大。备孕女性感染了弓形虫，便会发高热，出现肌肉酸痛或是淋巴结肿大等，严重者还会引发脑炎和失明。孕妈妈在孕早期感染弓形虫，会影响胎儿的发育，导致胚胎死亡，引发流产，即便胚胎可以存活，到了孕中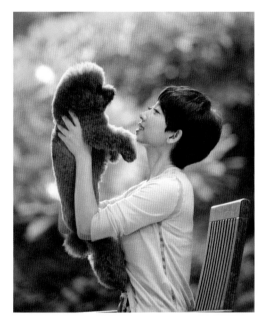期或孕晚期发生早产、死产、畸胎的概率也极高。另外，在分娩过程中，胎儿会因吞咽被弓形虫污染的羊水而引起新生儿感染，若不及时诊治，则会导致胎儿智力低下、斜视、癫痫、失明等。

这些宠物养不得。养猫、狗等宠物(尤其是猫)是人们感染弓形虫病的主要祸根，备孕女性一旦计划要个宝宝，就不要再养这些宠物了。

此外，备孕夫妻也不宜在室内养鸟，因为鸟粪带有一些病毒，当鸟粪中的这些有害物质散发到空气中，备孕夫妻长期吸入，便会诱发呼吸道黏膜充血、咳嗽、发热等症状，严重者甚至会出现休克与肺炎。

孕前去做弓形虫检验。如果在孕前一直饲养宠物的话，那么在准备怀孕前，女性应该去医院进行弓形虫病毒检查。特别是备孕女性此前有过不良孕产史、免疫功能低下，那么，抗弓形虫抗体检查就更是必不可少。

根据检验结果，备孕女性可以这样做。

■如果检验显示已经感染过弓形虫，并已产生了抗体，那么，就可以不用担心宠物问题了。

■如果检验显示从未感染过弓形虫，则表明体内还没有免疫力，那么就要在整个孕期注意不要饲养、接触宠物或食用生肉等。

■如果化验结果显示正在感染期间，那么，请暂时不要怀孕，应在治愈之后再怀孕。

将宠物送去做血清学检测。有些备孕夫妻真的十分喜欢在家中养小宠物，怎么办呢？如果不想把宠物送走，最好在孕前把宠物送去做血清学检测。如果宠物体内没有弓形虫抗体，或者已经感染了弓形虫，备孕女性就应严格禁止与宠物亲密接触。

将宠物继续留在家中的女性，如果准备怀孕，在孕前和孕期应这样做。

■不要与宠物亲密接触，特别是在怀孕最初 3 个月应严格与宠物保持距离。在孕期以及宝宝出生后的半年内，应该把宠物限制在另一个房间活动。

■禁止宠物舔你的手、面部、饭碗、菜碟等。

■避免被宠物抓伤、咬伤，并注意勤洗手。

■不要让宠物上床和你一起睡。

■宠物要养在家里，喂熟食或成品猫粮，不让它们在外捕食，以免被外界感染。

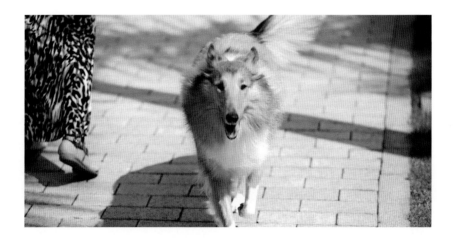

■经常给宠物洗澡，并定期给宠物的碗、碟进行沸水消毒。

■不要接触宠物的粪便——弓形虫主要隐藏在宠物的粪便中，应该让丈夫或别人去清理宠物的粪便。

■备孕男性清理宠物的粪便时应戴上手套，并在清理完之后立即洗手。

■不要让宠物随地大小便。

谨防电磁辐射

现代人的生活离不开电器，每个家庭都有不少辐射源。从准备怀孕开始，备孕夫妻尤其是备孕女性，就要与各种辐射源"斗智斗勇"，以便把辐射对自己和胎儿的伤害降到最低。

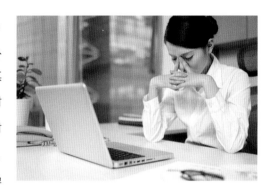

电脑。电脑可以说是备孕女性最常接触的辐射源。有些备孕女性由于工作需要，必须每天长时间面对电脑，在此建议备孕女性在孕前就穿上防辐射服，并尽量减少和电脑的接触，最好每天用电脑的时间不要超过 4 小时。

那么，备孕女性要怎样选择防辐射服呢？下面就教给备孕女性一个小妙招，即利用手机来检测。用手机在电脑屏幕前打电话，手机发出的电磁波会干扰电脑显示器，造成杂音和杂波，这时，如果将防辐射服挡在中间，杂音和杂波立即消失，则说明这件防辐射服不错，可以用来屏蔽周围的辐射。

复印机。复印机的电线圈、马达和线圈都是有辐射的。备孕女性在使用复印机时，身体距离复印机最好 30 厘米远，千万不要用身体贴着复印机操作。

手机。女性在孕前和孕期应将手机放在离自己 30 厘米之外，以减少手机辐射对人体的危害。

研究显示，男性经常携带和使用手机，会减少精子的数量，而且，那些得以"存活"的精子也会显现出不正常的运动，使受孕概率大大降低。尤其是有些男性喜欢把手机放在裤兜里，这对男性的危害更大。

建议备孕男性在孕前最好不要把手机放在裤兜里，要让它远离身体，上班时可以将其放在公文包里，下班后则尽量将手机放在离自己较远的地方或者关机。

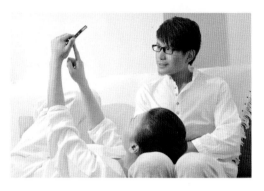

微波炉。微波炉是家用电器中辐射较大的电器，备孕女性应尽量避免使用微波炉。在微波炉运作的时候，备孕女性应离它至少1米远。

电吹风。电吹风也是高辐射的家用电器。电吹风功率越大，辐射也就越大。因此，备孕女性应尽量避免使用电吹风，选择让头发自然干。

2. 外部环境要注意

避免接触废气

由于汽车排放的废气日益增多，大气污染情况越来越严重，这在很大程度上危害了人类的健康，碳氢化合物中的多环芳烃类 PAHs 经过动物实验表明具有多种毒性作用，如造血系统毒性、免疫系统毒性、生殖和发育毒性等。吸烟、垃圾焚烧、家庭燃煤、工业燃烧、工业副产品的排放会产生二噁英，致癌、致畸、致突变的毒性是二噁英最大的危害。二噁英可以通过干扰内分泌系统的激素分泌和生殖系统，造成男性精子质量下降、数量减少，不但使女性卵子质量受到影响，还可能引起胚胎死亡和胎儿畸形等，所以要避免接触这类废气，孕前尤为重要。

远离噪声污染

噪声对于备孕女性危害极大。若噪声长期刺激女性的下丘脑，会对女性的下丘脑—垂体—卵巢轴造成影响，进而影响到女性月经。噪声污染对于怀孕初期的孕妈妈而言，其危害更大，会导致胎儿智商低下、神经系统畸形，严重时还会造成流产、早产、死产等。建议女性最好远离噪声环境，以保证给胎儿提供一个健康的环境。

预防新车污染

备孕夫妻一定要预防新车污染。新车中的座椅、棚顶等处所用的胶水、塑料配件、纺织品等各类车内装饰材料，会散发出有毒气体，如甲醛、丙酮、苯等。这些有毒气体可能会致癌，有的则会对人体的内分泌系统、神经系统、免疫系统及生殖系统产生有害影响，使人产生疲倦无力、胸闷气短、精神恍惚和过敏等问题。受新车车内废气等多种因素的影响，一些男性可能会出现短暂性阳痿，建议备孕男性孕前避免使用新车。

对于刚买的新车，半年之内都应在行驶过程中保持车内通风，以防止吸入车内的有毒气体。

不要把手机放在裤兜里

把手机放在裤兜里是很多男性的习惯，但是这样不利于健康。电离辐射对睾丸组织的损伤极大，足以造成睾丸生精能力的一次性或永久性损伤，而裤子的口袋就在睾丸的旁边。虽然手机的电离辐射相对而言比较小，但是长时间的电离辐射不可忽视。如果长时间受到这种辐射，人类的精子和卵子也有可能产生异变，从而对后代的健康造成隐患。

孕前应少去大型商场

对于备孕夫妻而言，少逛大型商场有利于健康受孕。因为商场人流量大，空气污浊。据相关检测结果显示，大型商场里的空气中不但含菌量大，而且二氧化碳的浓度高出室外 2 ~ 3 倍，悬浮颗粒浓度超过规定标准的十倍以上，病菌的含量也高出标准的几倍甚至十几倍。一些刚刚装修不久的大型商场，胶合板、油漆、塑料贴面等材料中包含的挥发性化合物及有毒物质会挥发到空气中，造成空气污染。备孕女性若在这种环境中长时间逗留不仅不利于身体健康，还会影响情绪，这些都是不利于受孕的。

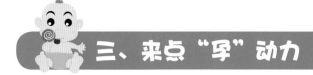

三、来点"孕"动力

生命在于运动，备孕妈妈总担心自己身体素质不达标，担心产后身材走样。那么你应该立刻动起来，避免久坐，并开始你的孕前运动计划。因为孕前运动对于解决这些问题大有好处。

1. 久坐不动，受孕大忌

久坐已经成为现代人的生活常态。俗话说：久坐成疾。久坐不但是致病的因素之一，也是导致不孕的元凶之一。

女性莫"坐"失良机

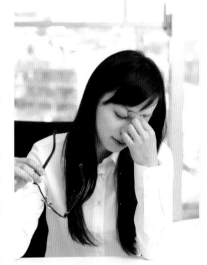

大部分女性除了睡觉，多数时间都是坐着：在办公室坐着，吃饭时坐着，在车上时也是坐着。殊不知，女性长期久坐不动可能会导致不孕，这主要是因为长期久坐、缺乏正常的运动，会导致气血循环障碍，引发月经前以及月经期剧烈腹痛；久坐不动所引起的气滞血瘀也会导致淋巴或血行性的栓塞，导致输卵管不通；久坐不动也有可能引发子宫内膜异位症，这些都可以导致女性不孕。

幸"孕"提示：建议非"坐"不可的备孕女性最好每坐 40 分钟之后就站起来休息 10 分钟，做一下伸展运动，或是下班之后多做一些运动，如游泳、散步、韵律舞等，可以有效降低因久坐给身体带来的伤害。

男性久坐危害也大

男性久坐会诱发前列腺炎，这是因为男性坐着会使血液循环变慢，尤其是会阴部的血液循环会变慢，从而导致前列腺部和会阴慢性充血、瘀血。长时间坐着，还会使局部代谢产物堆积，阻塞前列腺管，腺液排泄不畅，导致慢性前列腺炎的发生。

由于前列腺炎会影响备孕男性精液的数量及其成分，降低精子的活力，从而会影响备孕男性的生育能力。

幸"孕"提示：建议备孕男性在工作过程中坐着的时间最长不要超过2小时，最好每隔50分钟左右起来活动8～10分钟。

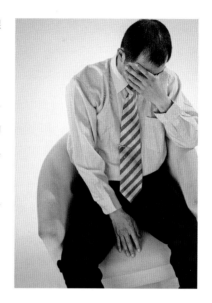

2. 备孕夫妻的健身运动计划

孕前锻炼，好处多多

若备孕夫妻体质不好，会对胎儿日后的发育成长带来不利影响。相反，备孕夫妻如果能在孕前多参加体育锻炼，无论是对自身健康还是对宝宝的发育成长都大有益处。孕前锻炼带来的好处有以下几方面。

增强夫妻双方性欲。运动可以提高备孕夫妻的性欲以及对性的敏感度，从性生活中得到更多乐趣，为更好地受孕提供有利保证。

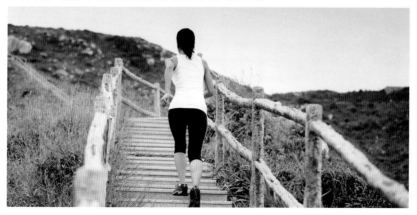

孕育最佳精子和卵子。备孕夫妻通过体育锻炼让身体保持最佳状态，才能够提供最佳精子和卵子，为孕育宝宝提供较好的遗传素质。

有益受孕和分娩。孕前适当地运动可以让备孕女性的全身及腰背部、盆底部肌肉均匀协调地发展，维持子宫的正常位置，对受孕和分娩都十分有利；运动还可以让备孕女性的心脏功能变得更强，使血液输送氧气和养分的能力得到提高，可以避免胎儿在子宫内缺氧，也可以有效防止分娩时发生意外情况。

运动要循序渐进

有些备孕夫妻存在着这样的误解：以为身体越强壮，受孕之后，所生出的宝宝就越强壮，其实并非如此。备孕夫妻在剧烈运动时，血液主要供应于四肢，这样胃肠血液供应就会不足，导致胃肠功能减弱，胃部对于水的吸收能力降低，水渗到细胞和细胞间质中，使胃的内容物增多，加上跑步时会上下跳动，易使胃部受到震动，从而引起胃部的不适和消化不良。另外，过量运动，反而会降低备孕男性的精子浓度和活力，严重的还会引起不育。

因此，在准备要宝宝前 3 ～ 6 个月，备孕夫妻最好避免经常进行足球、篮球、长跑等剧烈活动，最好以静功为主，多练习太极拳、瑜伽等，当然这个也是因人而异。

建议那些不爱运动的备孕夫妻循序渐进地增强运动量，先从一些轻松的活动开始，如每天散步 15 分钟左右，或者在日常起居中适当地加入一些运动量，如

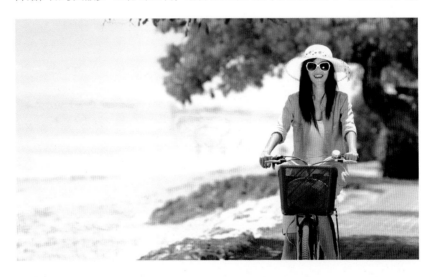

坐 1 ～ 2 个小时就站起来走走，下班回家时提前一站下车步行回家。另外，制订 1 份孕前运动计划也是不错的选择！

　　看到要做这么多的运动，有些不爱运动的备孕女性心里打起了退堂鼓。在这里要提醒备孕女性的是，千万别放弃，自己的一点努力就会让宝宝健康幸福一生。

时间	运动项目	运动时间
星期一	打球	20 ～ 60 分钟
星期二	力量器材训练	根据健身教练的安排而定
星期三	游泳	20 ～ 60 分钟
星期四	打球	20 ～ 60 分钟
星期五	瑜伽或太极	根据健身教练的安排而定
星期六	爬山或骑车 （骑车不适合备孕男性）	自行决定
星期日	散步	自行决定

3. 巧做运动，好"孕"来到

散步

　　散步是一种有氧运动，也是最健康的健身方式之一。

　　散步时四肢协调而自然地动作，可使全身各个筋骨关节得到适当的伸展，加之情绪轻松自如，可使人经络畅达，气血流通，畅神志而益五脏，利关节而养筋骨。散步，既能够达到健身效果，增强体质，又可以舒缓心情，是一种简单易行而又具有养生效果的运动方法。因其不受性别、年龄、体

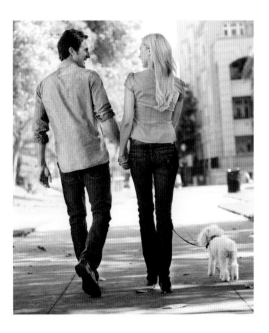

质和场地等条件限制的特点，随时随地都可以行之，所以历来深受人们喜爱。

散步不宜匆忙，更不宜使琐事充满头脑，宜从容和缓，以达到解除大脑疲劳、益智养神的目的。愉快的心情、悠闲的情绪，不仅有助于提高散步的兴致，还是一个重要的散步养生条件。

适宜散步的时间是早晨、饭后、睡前。晨起是散步的好时间，最好是在树木较多、空气清新的地方散步，如在林荫道上或是在庭院之中均可。切记不要在杂乱的噪声和机动车尾气排放的马路边散步，也不要在行人、车辆拥挤的交通要道上散步，这样无论是对心情还是呼吸道都是不利的。另外，散步时要根据天气的变化选择适当的衣物。

夫妻双方孕前可以坚持散步，并以舒适的心情愉快地健身，将有助于为备孕夫妻受孕率的提高，也为孕育健康宝宝提供良好的条件。

慢跑

慢跑的功效和走路一样，只是强度比走路略大些，能更有效地增强腿部肌肉的耐力。慢跑需要注意的是要选择专业的跑步鞋，这样减震功能才会好，才能有效缓解腿部关节的压力。

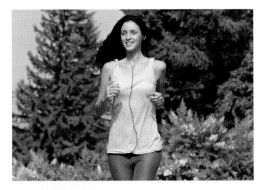

跳绳

跳绳是一项适合任何人、任何地点、任何时候且非常有弹性的运动。参加跳绳锻炼对孕前准爸妈来说，有助于增强身体素质、强健体魄。

跳绳虽然对孕育宝宝没有

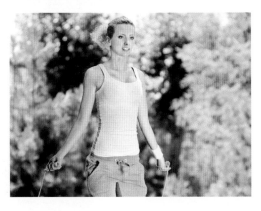

直接影响，但是可以练就健康的体态和增强体质。跳绳和其他运动都一样，要循序渐进。开始时，在原地跳 1 分钟再做些放松运动，休息 1 分钟，再跳 2 分钟。3 天后可以跳 5 分钟，1 个月后可以持续跳 10 分钟。要注意跳绳的速度，开始时速度稍慢，每分钟 100 次左右，若需要减肥，速度可稍快，每分钟 120 次左右。

跳绳时要选择软硬适中的场地，切莫在硬水泥地上跳，应穿质地柔软、较轻的高帮鞋，落地时尽量不要脚跟先着地，防止膝关节、脚踝损伤。

孕前夫妻双方一起参加跳绳，会使锻炼更有趣味、心情更加愉快，有利于夫妻双方感情和谐。

游泳

游泳可以最大幅增强身体与四肢的协调性，同时很好地调动关节的灵活性、放松身心，而且游泳使人受伤的概率很小。

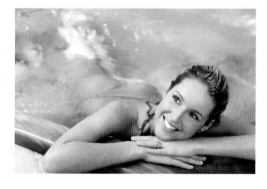

瑜伽

瑜伽作为一种舒缓运动，尤其适合备孕女性，它可以增强身体平衡感，提高身体柔韧度，而且对身体的内部器官有按摩作用。长期坚持瑜伽锻炼会让人更有活力、更年轻，还能增强免疫力，使备孕女性的孕育能力保持在良好状态。另外，有利于精子和卵子保持在高活力状态，提高受精卵的质量，增强孕育能力。

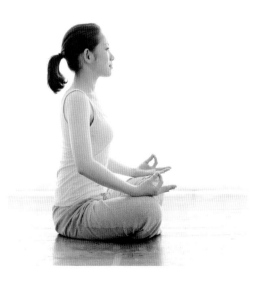

4. 孕前居家保健操

没时间、没地点常常成了备孕夫妻不进行锻炼的借口，其实，运动不是只有在健身房才可以做，家里也可以是不错的运动场所。孕前多做居家保健操，有助于您早日坐上幸"孕"快车。

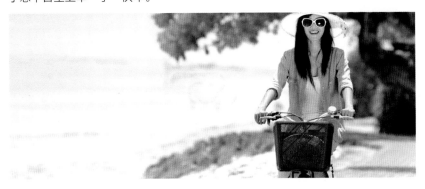

眼部运动——让你的双眼炯炯有神

难度指数：★
最佳练习时间：上午 10 点、下午 3 点
建议练习次数：2 次

运动介绍：

由于长时间对着手机和电脑，或者作息、饮食不调等各种原因，眼睛会变得干涩无神，出现眼袋、黑眼圈等，使原本炯炯有神的眼睛失去应有的光彩。备孕夫妻平时在家可以做一下眼部运动，可以有效缓解眼部疲劳，使眼睛变得炯炯有神哦。

运动教学：

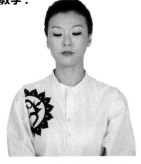

Step 1： 闭上眼睛自然呼吸。

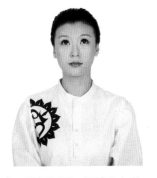

Step 2： 睁开眼睛，眼睛向上看。

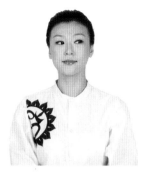

Step3： 眼球转向左侧。向左看。

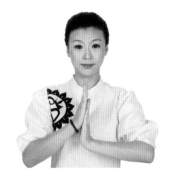

Step 4： 眼球转向前，再转向下看。

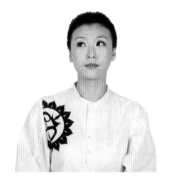

Step 5： 眼球转向右。向右看。

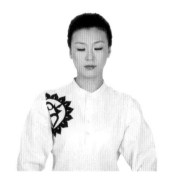

Step 6： 眼睛向前看。然后闭上眼睛，稍后再从反方向让眼球重复一遍画圈运动。

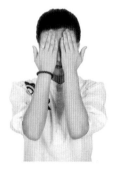

Step7： 快速地将手掌搓热，轻轻放置于双眼上，自然呼吸，感受手掌的温热能量从眼睛进入身体。

"孕"动注意事宜

做眼部运动时需要注意频率不要太高，要是眼睛感觉有点疼痛就要停止啦，让眼睛好好休息一下。

141

腿部保健操——有效缓解水肿

难度指数：★★

最佳练习时间：上午 11 点、下午 5 点、睡前

建议练习次数：2 次

运动介绍：

长时间坐立或躺卧会导致腹部肥肉增多，压迫下肢静脉，妨碍下肢血液循环，引发水肿。抬腿运动采用仰卧姿势，将双脚抬高可以起到加速血液回流、减轻静脉内压的作用，不仅可以缓解水肿，还可以预防下肢静脉曲张的产生。

运动教学：

Step1： 闭上眼睛自然地呼吸。

Step 2： 吸气，双脚并拢上抬，使腿部与身体成直角。

"孕" 动注意事宜

在放下双脚的过程中，一定要注意速度放慢。平常缺乏锻炼的备孕女性，建议可以一条腿一条腿地做动作，抬腿的幅度不要过高，适当上下调动就好。

Step3： 呼气，两脚并列缓缓放下，让双腿与地面成 45 度，静候 30 秒钟，还原。

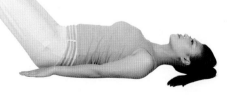

腰腹部运动——提高消化功能

难度指数：★★★

最佳练习时间：上午9点、下午2点

建议练习次数：2次

运动介绍：

这个运动利用腰腹部的力量支撑身体,不仅强韧了腰肌和腹肌,更能按摩腹部器官,护养备孕夫妻的脾胃,提高消化功能。

运动教学：

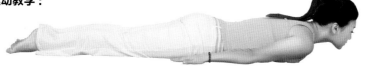

Step1： 俯卧,下巴点地,双手放在身体两侧,掌心向下,双腿伸直并拢。

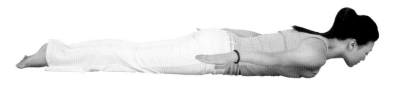

Step2： 双臂向外侧平移与身体呈45度,双腿也向外打开,与肩同宽。

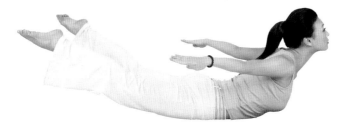

Step3： 吸气,双臂带动上半身尽量向后方拉伸,抬头,尽量让胸部离地,同时抬起下肢,让身体头部比较不翘起。然后呼吸,放松,还原。

"孕"动注意事宜

身体支撑点在腹部,经期女性不宜做此动作,膀胱炎患者可减少时长,增加练习次数;四肢离开地面后,身体前后微微摇摆,可以更好地按摩肠胃器官。

背部运动——保持脊柱弹性和健康

难度指数：★★

最佳练习时间：上午9点、下午2点

建议练习次数：2次

运动介绍：

背部运动围绕脊柱来进行扭转和伸展，在最大范围内活动了背部肌群和灵活脊柱，保持脊柱的弹性和健康。同时，这一运动还可以使备孕女性的内脏器官恢复活力，改善其功能，从而增强备孕女性的免疫力。

运动教学：

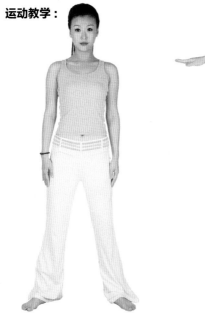 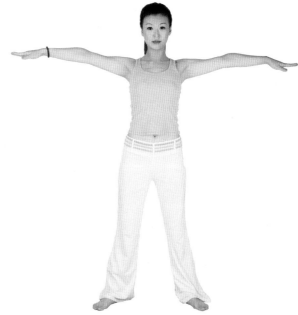

Step1： 站立，双脚开立与肩同宽，双手自然垂落于体侧，目视前方。

Step2： 吸气，双臂侧平举，掌心向下。

"孕"动注意事宜

上身扭转的过程中，要保持下肢稳定，双腿要伸直。不要耸肩向前，以便更好地按摩拉伸颈椎。

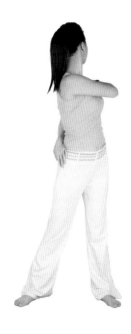
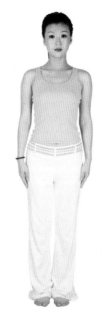

Step3:

呼气，屈左肘紧贴右髋骨外侧，掌心朝外，屈右肘手轻轻搭放在左肩上。

Step4:

放松，还原为初始姿势，再做另一边练习。

盆骨运动——为顺利自然分娩打下基础

难度指数：★★

最佳练习时间：下午 2 点、睡前

建议练习次数：5 次

运动介绍：

对于备孕女性来说，多做盆骨运动，可以使骨盆肌肉得到有效锻炼，从而减少生产过程中的肌肉紧张，让生产过程变得更加顺利。

Step： 在床上坐好，盘好双腿，把背部挺直，正视前方，两手放在膝盖上；每呼吸一次，双手将膝盖向下压至床面，反复进行。

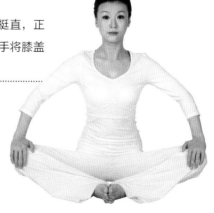

"孕"动注意事宜

在孕前经常做此动作可以松弛关节，伸展骨盆肌肉，为日后在分娩时婴儿顺利通过产道做好充足的准备。

肩肘运动——放松肩关节

难度指数：★★

最佳练习时间：上午 10 点、下午 2 点

建议练习次数：2 次

运动介绍：

肩肘运动可以放松肩关节，强韧背部上方肌肉，尤其是肩胛骨区域，消除肩胛骨的疼痛感，同时使双肩平衡，肩部线条更优美。

运动教学：

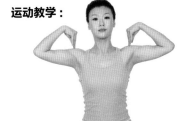 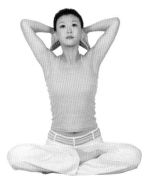

Step1： 盘立或站立，双手指尖搭在肩头。

Step2： 吸气，仰头，向上向后打开双肩。

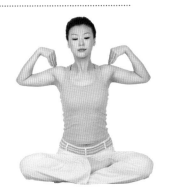 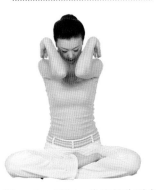

Step3： 向后向下，肩胛骨尽量相触。

Step4： 呼气，含胸低头肘尖相对。

"孕"动注意事宜

注意不要让手臂松垮无力，肘部带动用力慢慢地做动作，让肩关节一点一点地得到"润滑油"的滋润。

5. 办公室保健操

写字楼的工作看似光鲜，其实隐藏着不少健康杀手：超负荷的工作、频繁的加班、缺乏锻炼，让准备怀孕的上班族夫妻疲劳虚弱、头晕目眩，年纪轻轻就常常感到精力不济。这对于优生优孕是极为不利的。不过，上班族的孕前保健操告诉你：只要一张椅子、一尺见方的空间，再用短短几分钟动一动，就可以让你健健康康受孕。

护脑保健操——让你头脑更灵活

难度指数：★ ★ ★

最佳练习时间：上午 11 点、下午 3 点

建议练习次数：2 次

运动介绍：

很多上班族都有这样的经历：在工作中突然感觉思路混乱，头昏脑涨，工作效率非常低。这时，可以通过做下面的这组护脑保健操，让自己的头脑也运动一下。护脑保健操可以缓解长时间伏案工作带来的颈椎压迫性头晕或头痛，为脑部提供新鲜氧气。

运动教学：

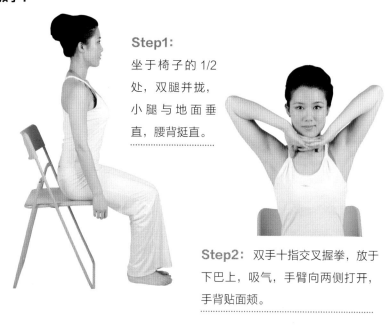

Step1:
坐于椅子的 1/2 处，双腿并拢，小腿与地面垂直，腰背挺直。

Step2: 双手十指交叉握拳，放于下巴上，吸气，手臂向两侧打开，手背贴面颊。

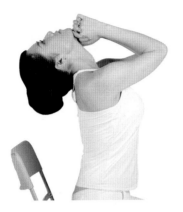

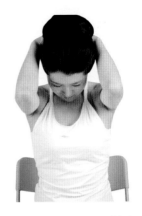

Step3： 呼气，收回手臂，推动头部后仰，直到肘关节相触，上臂平行地面（根据颈部的承受能力进行适当活动。）

Step4： 吸气,慢慢回到直立姿势。呼气，手掌微用力按压头部向下，下巴贴锁骨，吸气，回正。

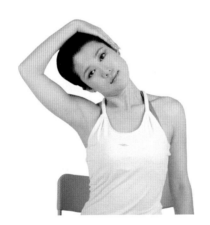

Step5： 将右臂向上伸直，屈肘，绕过头顶，右手贴在左耳。呼气，手臂按压头部，右耳向右肩靠近。

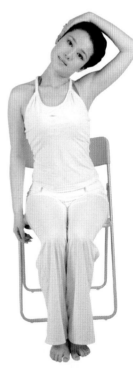

Step6： 吸气，回正，换左手做另一侧动作。

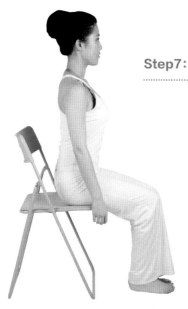

Step7: 吸气，回正，还原坐姿。

　　练习过程中要保持自然呼吸，不要屏气，每个动作保持 2 ～ 3 次呼吸时长，做到自己的极限就可以了，不要过度劳累。

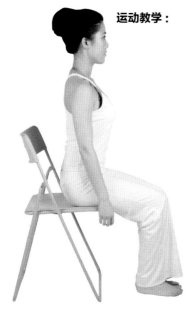

运动教学：

眼部保健操——保护视力

难度指数：★★
最佳练习时间：上午 10 点、下午 3 点
建议练习次数：2 次

运动介绍：

上班族长期在鸽笼似的格子间里工作，每天 8 小时盯着电脑，不可避免地会使眼睛经常处于疲劳状态，觉得视线模糊、视力下降、眼睛干涩发痒等。眼部保健操可以保护上班族的视力，缓解眼睛干涩、痒、红血丝等眼疾。

Step1: 坐于椅子的 1/2 处，双腿并拢，小腿与地面垂直，腰背挺直。

　　眼睛闭合时，不要过于用力，缓慢环绕与按压。

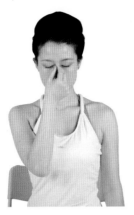

Step2： 闭上眼睛，先用拇指和食指轻捏眼角，放松眼睛。

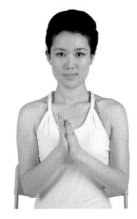

Step3： 双手掌心合十，快速搓热手掌，将手掌轻放在眼睛上。

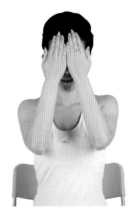

Step4： 眼球按左上、右下的顺序慢慢环绕25次，然后反方向环绕。

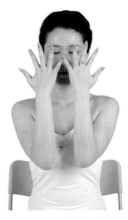

Step5： 环绕后，手掌轻轻按压眼睛5次左右。五指慢慢分开。

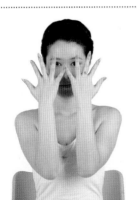

Step6： 眼睛慢慢适应光后，再次睁开眼睛，还原双手。

颈椎保健操——有效缓解颈部疲劳

难度指数：★★★
最佳练习时间：上午 10 点、下午 3 点
建议练习次数：2 次

运动介绍：

如今，一些上班族因长期低头伏案工作而导致颈部肌肉韧带的劳损，从而进一步引发颈椎的生理曲度发生改变，小关节出现增生和蜕变，最终导致颈椎病。颈椎保健操可以灵活颈椎，帮助上班族缓解颈部疲劳，预防颈椎病。

运动教学：

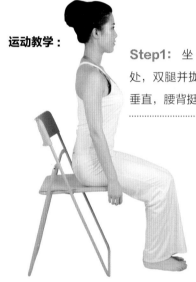

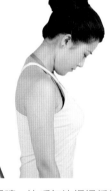

Step1： 坐于椅子的 1/2 处，双腿并拢，小腿与地面垂直，腰背挺直。

Step2： 闭上眼睛，边呼气边慢慢低头，下巴接近胸锁骨，注意此时背部不要弯曲。

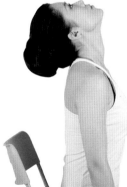

Step3： 吸气，慢慢抬头，边呼气，边向后仰头，舒展拉伸颈部前侧的肌肉，后脑勺靠近脊柱。

"孕"动注意事宜

练习过程中，上班族的腰背应尽量挺直。

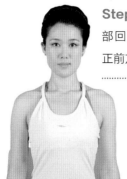

Step4： 吸气，头部回到正中，目视正前方。

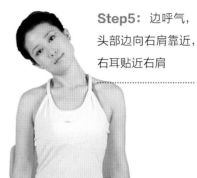

Step5： 边呼气，头部边向右肩靠近，右耳贴近右肩

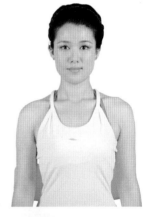

Step6： 吸气，头部回到正中；接着边呼气，头部边向左肩靠近，左耳靠近左肩。

Step7： 呼吸气，头部回到正中。

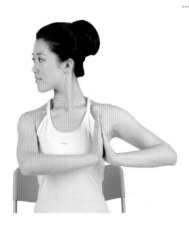

Step8： 呼气。头部向右侧扭转，下巴保持与右肩平行；同时双手合十，推向左侧。

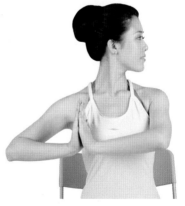

Step9： 吸气，头部回到正中，呼气，头部向左侧扭转，下巴保持与左肩平行，同时双掌合十，推向右侧。

肩部保健操——缓解肩部疲劳

难度指数：★★

最佳练习时间：上午 10 点、下午 4 点

建议练习次数：2 次

运动介绍：

现在办公族长期伏案工作，肩部的肌肉韧带经常处于紧张状态，不能得到有效的缓解，以致有些女性年纪轻轻就得了肩周炎。这套肩部保健操可以帮助上班族灵活肩部，缓解肩周炎。

运动教学：

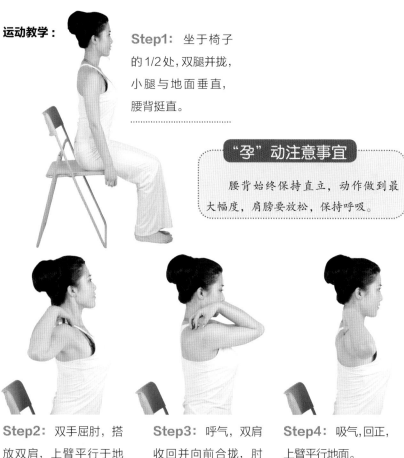

Step1： 坐于椅子的 1/2 处，双腿并拢，小腿与地面垂直，腰背挺直。

"孕"动注意事宜

腰背始终保持直立，动作做到最大幅度，肩膀要放松，保持呼吸。

Step2： 双手屈肘，搭放双肩，上臂平行于地面，吸气，双肩向两侧扩张，肩胛骨尽量相触。

Step3： 呼气，双肩收回并向前合拢，肘关节相触。

Step4： 吸气，回正，上臂平行地面。

153

背部保健操——帮你轻松摆脱背痛

难度指数：★★

最佳练习时间：上午 11 点、下午 5 点

建议练习次数：2 次

运动介绍：

上班族长期坐在办公室里，由于坐姿不当而影响背部脊椎骨的结构，造成椎间盘退化。椎间盘退化后，背上的另外 2 个小关节也会开始退化，这可能导致椎体滑落，压迫神经根，导致背痛以及引起其他并发症发生，如脚或手部麻痹、无力。常做背部保健操可以帮助上班族伸展颈背肌肉，使脊柱更加柔韧，防止背痛。

运动教学：

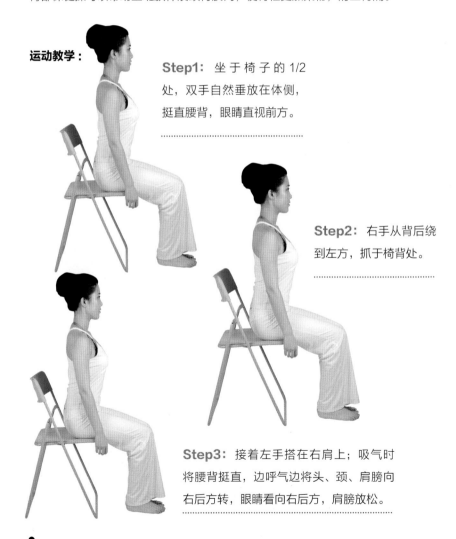

Step1： 坐于椅子的 1/2 处，双手自然垂放在体侧，挺直腰背，眼睛直视前方。

Step2： 右手从背后绕到左方，抓于椅背处。

Step3： 接着左手搭在右肩上；吸气时将腰背挺直，边呼气边将头、颈、肩膀向右后方转，眼睛看向右后方，肩膀放松。

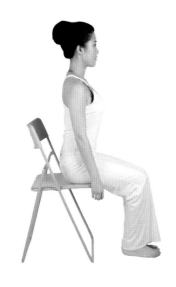

"孕"动注意事宜

腰背保持挺直，肩膀放松，手在背后伸至最大极限处。

Step4： 吸气，慢慢将身体回正；呼气，慢慢将双手自然垂放于身体两侧。接下来换左手，做反方向动作。

腹部保健操——按摩腹部器官

难度指数：★★

最佳练习时间：上午 10 点、下午 3 点

建议练习次数：2 次

运动介绍：

上班族工作压力大，生活节奏快，饮食和生活习惯变得毫无规律，这给肠胃带来过重的负担，因此极易患上肠胃疾病。腹部保健操可以有效按摩腹部器官，促进消化与排泄。

运动教学：

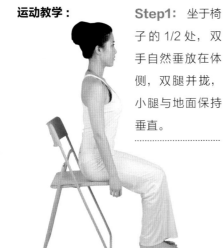

Step1： 坐于椅子的 1/2 处，双手自然垂放在体侧，双腿并拢，小腿与地面保持垂直。

Step2： 双手抓于椅子两侧，上体微向后倾斜，但不要靠于椅子上，同时吸气，双腿并拢向上抬起。

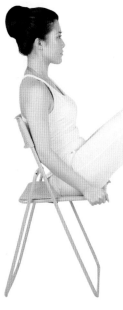

Step3: 弯曲膝盖，尽量将大腿向上抬起，靠近身体，小腿与地面保持平行。

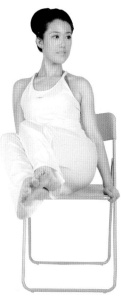

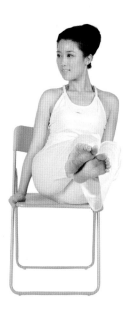

Step4: 呼气，将双腿缓慢向右侧下压，身体保持不动。

Step5: 吸气回正，再次呼气，向左侧下压；吸气回正，还原坐姿，放松。

腿部保健操——充分活动下肢

难度指数：★★

最佳练习时间：上午11点、下午5点

建议练习次数：2次

呼吸方式：腹式呼吸

运动介绍：

腿部保健操可以充分活动上班族的下肢，改善腰背以下到足后跟供血不足的症状。

"孕"动注意事宜

若无法使大腿压紧躯干，不要勉强，让它尽量靠近即可。

运动教学：

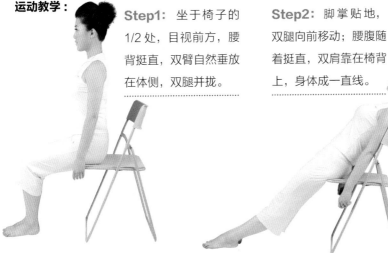

Step1： 坐于椅子的1/2处，目视前方，腰背挺直，双臂自然垂放在体侧，双腿并拢。

Step2： 脚掌贴地，双腿向前移动；腰腹随着挺直，双肩靠在椅背上，身体成一直线。

Step3： 吸气，屈起左膝，双手十指交叉抱住膝盖，肩膀下沉；双眼凝视前方或地面，可以帮助身体保持平衡。

Step4： 深长呼吸。屈肘，收腹，把膝盖拉向胸部；同时低头，鼻尖贴近膝盖。可重复练习3～5次，放下左腿，换另一侧练习。

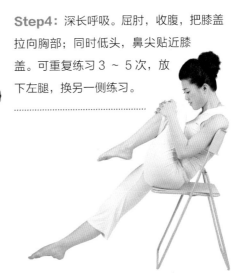

四、调节心理交好"孕"

在孕育小生命之前，夫妻双方一定要做好充足的心理准备，因为宝宝的降临在带来喜悦的同时也意味着生活方式的改变，而且负担也随之而来。如：喂养、健康安全、教育等方面都需要付出许多时间和心血。或许还会让你失去自由，甚至影响你的事业发展。

换一个角度看，宝宝带来的欣喜和乐趣是无可替代的，当宝宝逐渐长大，父母就会从宝宝身上了解到付出越多回报越大。相信夫妻双方都会为了让未来的宝宝能够健康聪明，不畏付出。

1.想好要宝宝了吗

想要宝宝了吗？做好成为爸爸或妈妈的准备了吗？丈夫在这个问题上的考虑会多一些，因为妻子在怀孕期会变得异常敏感，会提出很多无理的要求，为了避免夫妻间的摩擦和争执，丈夫要做好这个孕前准备，要多包容怀孕期间的妻子。孕前，备孕女性要调节好心理，了解自己心理和身体在妊娠期发生的变化，从容坦然

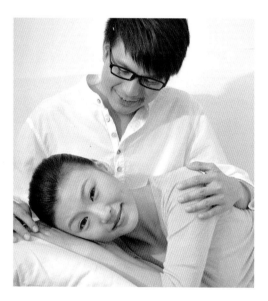

地面对妊娠将带来的各种不便，心情愉快地孕育。

有宝宝后家庭生活会发生的变化

家庭生活会因为女性怀孕后发生很多变化，妻子在怀孕期间会需要丈夫更多的关爱和呵护，家务劳动大部分会由丈夫来做，在宝宝出生后，夫妻双方的责任感会更强。

备孕夫妻不宜压力过大

女性的生活会因为经常处于紧张和高压的环境中而受到干扰，身体中的新陈代谢会受到影响，导致女性的排卵能力降低。而高压力和紧张同样也会导致男性精液的质量下降、射精异常等情况出现。

保持良好情绪，怀孕更顺利

备孕妈妈和备孕爸爸在工作了一天后，心情难免有些郁闷，不妨下班后在公园中散散步，相信你们在生活中觉得烦恼的事情在这新鲜的空气、欢乐的笑声中将不值一提，瞬间恢复好心情。

浪漫的气氛，和谐的性生活

心理学家认为，完整性生活应包括 3 个程序。

边缘性行为：主要指性生活中男女之间充满爱意的甜言蜜语。

过程性行为：主要指性生活中男女之间兴奋情绪的抚摸和亲吻。

实际性行为：指的是性交的过程。

男女双方按照这个程序做，所享受的不只是生理上的愉悦，同时在心理上也获得满足，有利于感情的升温。

2. 女性孕前身心调理

瑜伽的至理名言是："智慧的瑰宝可帮助我们每一个人，并可让我们在每一时刻都活得精彩"。古老而神秘的瑜伽，带给许多人新的生活方式。孕前加强瑜伽的锻炼，能增强身体的免疫力，防止孕期被病菌感染，更可以锻炼到全身的肌肉。瑜伽还能够锻炼盆底肌，矫正子宫及卵巢的位置，调理内分泌，治疗痛经和月经不调，帮助我们顺利地受孕。备孕女性，请准备好瑜伽垫，现在就开始练习吧！

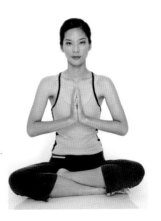

腹式呼吸——趋避紧张情绪

难度指数：★

最佳练习时间：上午 8 点、下午 2 点

建议练习次数：2 次

呼吸方式：腹式呼吸

运动介绍：

呼吸是每个人与生俱来就会的养生法宝，轻浅的呼吸运动不仅影响备孕女性的身体，还会影响备孕女性美丽的容颜。腹式呼吸可以促进全身的气血循环，气血循环充足则精神爽，精神爽自然就能趋避紧张的情绪。另一方面，腹式呼吸能通过科学的调息，帮助强化神经系统，摒除杂念，从而使人身心平衡，祛除紧张与不安状态。

运动教学：

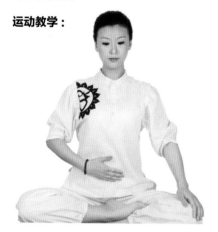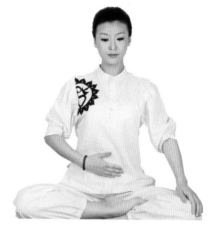

Step1： 半莲花坐姿，双手轻轻放在腹部两侧，吸气时将空气直接吸入腹部可以感觉到腹部抬得越来越高。

Step2： 呼气，腹部内朝着脊椎方向收，把所有的废气从肺部呼出来，这样做时，横膈膜会自然而然地升起。

"孕" 动注意事宜

刚接触瑜伽的备孕女性用仰卧姿势更容易体会到腹部的收缩和扩张。练习时要尽量拉长呼吸的周期，并且保证呼气、吸气的比例是 1:1，中间不能调息。

单腿手抱膝式——赶走经前焦虑和痛经

难度指数：★

最佳练习时间：上午 10 点、下午 5 点

建议练习次数：2 次

呼吸方式：腹式呼吸

运动介绍：

经期来临，身体内部常常会气滞血积，下腹总是胀胀的，就仿佛有股"气"在作祟，给备孕女性带来无法言说的痛苦。要消除疼痛，就要驱散这股"气"。这个体式简易平和，能促进深层的呼吸，非常好地排出体内浊气；同时，大腿靠近胸腹部的姿势，对腹部有按摩作用，能消除腹部胀气，舒缓子宫，缓解下腹痉挛，让疼痛远离我们的身体。

运动教学：

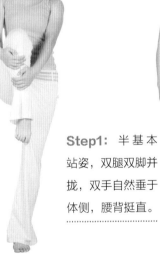

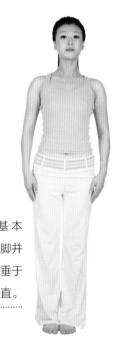

Step1： 半基本站姿，双腿双脚并拢，双手自然垂于体侧，腰背挺直。

Step2： 吸气，中心向左脚移动，屈右膝，双手抱住右小腿，大腿尽量靠近胸腹部。呼气还原，换另一条腿练习。

"孕"动注意事宜

　　每个动作都要配合着呼吸，呼气和吸气都要缓慢、深沉、彻底。痛经严重的备孕女性，可以选择仰卧在床上做这个体式。

虎式——强化生殖器官

难度指数：★ ★ ★

最佳练习时间：上午 8 点、下午 2 点、晚上 7 点

建议练习次数：2 次

呼吸方式：腹式呼吸

运动介绍：

这个体式效仿老虎，除了能让臀部更圆润、让身体更强壮和结实外，还可以强化生殖器官，防止子宫脱垂以及减少髋部的脂肪。这一体式可以最大限度地按摩腹部器官，增强消化系统功能，加速毒素的排出，锻炼腰腹部肌肉群。

运动教学：

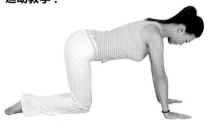

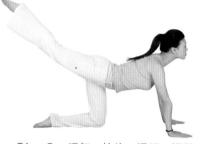

Step1： 身体呈四脚板凳状跪立，双手和双膝着地，脚背贴地。双臂、双大腿分开一肩宽，且与地面垂直。

Step2： 吸气，抬头。塌腰、提臀的同时右脚向后蹬出，尽量抬高右腿，身体重心上提。

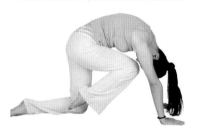

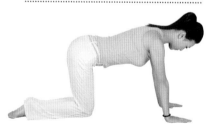

Step3： 呼气，低头，收缩腹部，用右膝盖去触碰鼻尖。保持 3 次自然呼吸。

Step4： 身体还原至初始姿势，换另一侧继续练习。

"孕"动注意事宜

再练习时要均匀地呼吸，双臂和大腿都要保持垂直地面。如果想要加强身体的柔韧，还可以用膝盖去碰你的鼻尖。

简易桥式——提升备孕女性的性能量

难度指数：★ ★ ★
最佳练习时间：上午8点、下午2点、晚上7点
建议练习次数：2次
呼吸方式：腹式呼吸

运动介绍：

简易桥式能促进全身的血液循环，使松果体、脑下垂体、甲状腺和肾上腺沐浴在充分的血液中，同时有助于刺激这些腺体分泌激素，并通过血液将激素带到全身，从而提升备孕女性的性能量。此体式还能滋润肌肤，令肌肤年轻、光洁。

运动教学：

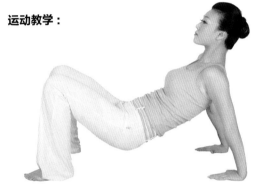

Step1： 坐在垫子上，双手放在臀后打开与肩同宽，屈双膝把双脚脚后跟放到臀部两侧，吸气，收紧臀肌向上抬起臀部，离开地面。

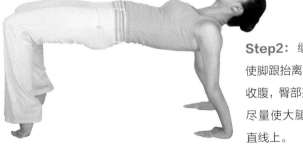

Step2： 继续向上抬起躯干，使脚跟抬离地面，以脚尖触地。收腹，臀部夹紧，收紧肛门肌。尽量使大腿与胸、腹部在一条直线上。

"孕"动注意事宜

在练习第2步骤时要注意踮起脚尖，尽量使上身和大腿保持在同一平面上。

骆驼式——增强女性生殖系统的功能

难度指数：★★★

最佳练习时间：上午 8 点、下午 5 点

建议练习次数：2 次

呼吸方式：腹式呼吸

运动介绍：

骆驼式通过深长的呼吸、脊柱的拉伸等来调理内脏，将血液运送到全身，具有强健腹肌、调理内脏、增强女性生殖系统的功能，还能矫正驼背，柔软肩关节。

运动教学：

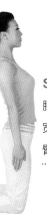

Step1： 跪立，双膝双脚分开与肩同宽，腰背挺直，手臂自然下垂于体侧。

Step2： 双手叉腰，呼气时慢慢向前顶髋。

"孕"动注意事宜

患有高血压或腰背部问题的备孕女性不建议练习此体式。

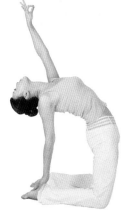

Step3： 放松呼吸，不要憋气，继续向前顶髋，挺胸，头部放松后仰，尽量让大腿与地面保持垂直，双手去抓双脚后跟。

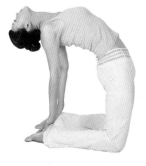

Step4： 吸气，向上抬起左手手臂垂直地面，呼气，尽量下压放松至与地面平行。

全蝙蝠式——控制和规律月经流量

难度指数：★★★

最佳练习时间：上午 8 点、下午 2 点、晚上 7 点

建议练习次数：2 次

呼吸方式：腹式呼吸

运动介绍

全蝙蝠式可活络经脉，拉伸筋骨，让人血行顺畅，从而控制和规律月经流量，刺激子宫，对备孕女性大有益处哦。另外，该体式还能改善背部血液循环，增强双肩灵活性，缓解肩膀酸痛等疲劳症状。

运动教学

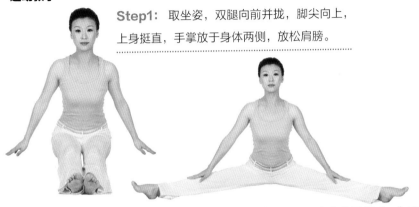

Step1： 取坐姿，双腿向前并拢，脚尖向上，上身挺直，手掌放于身体两侧，放松肩膀。

Step2： 坐在地上，双腿大大分开呈"一"字形，双手轻轻放在腿上。

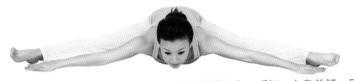

Step3： 吸气，双手轻轻放在大腿前侧的地面上。呼气，上身前倾，尽量使胸、腹部贴近地面。抬头，目视前方。保持数秒钟，身体还原。

"孕"动注意事宜

如果备孕女性在练习的时候无法使双腿分开呈"一"字形，就只要尽力而为，做到自己极限即可，同时要注意把脚跟尽量蹬直哦，否则会令膝盖内侧疼痛。

蛇击式——提高肺活量

难度指数：★ ★ ★

最佳练习时间：上午 10 点、下午 5 点

建议练习次数：2 次

呼吸方式：腹式呼吸

运动介绍：

这个体式可以扩展胸部及肺部，美化胸形，提高肺活量，使人看起来更加精神、漂亮，还能强健整个脊椎及其周围肌肉、韧带，促进背部血液循环，缓解背痛和轻微的脊椎损伤。

运动教学：

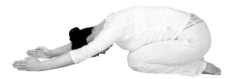

Step1： 双膝并拢跪地，上身向前、向下贴紧大腿，下巴离地面约两寸，双臂伸直并于前方着地。

Step2： 吸气，臀部抬高，上身向前移动，双臂弯曲，胸部及下巴着地。

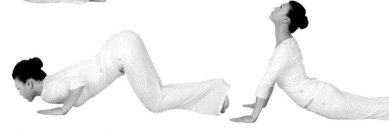

Step3： 呼气，伸直双臂，抬起上半身，使背部呈凹拱形。抬头，眼睛看向前方。

Step4： 保持这个姿势 10 ~ 20 秒钟，然后还原至初始姿势。

"孕"动注意事宜

做最后一个动作时，髋部及腹部要抬离地面，不能塌下来，双臂不可以弯曲，头不要向后仰。患有严重腰椎病、腰椎间盘突出及颈椎病者，需在医生指导下练习。

弓式——保健脊柱

难度指数：★★★
最佳练习时间：上午9点、下午3点
建议练习次数：2次
呼吸方式：腹式呼吸

运动介绍：

在这个体式中，手臂就像是弓弦，向上拉起头部、躯干和腿部，整个身体就像是一张拉开的弓。弓式可以使脊椎向后得到充分的伸展，对保健脊柱有很好的效果。

运动教学：

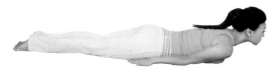

Step1： 俯卧，下巴点地，双臂放于身体两侧，掌心贴地。

Step2： 弯曲双膝，将小腿尽量收近臀部，双手向后抓住双脚脚踝。

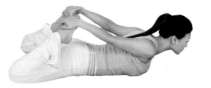

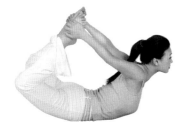

Step3： 吸气，双臂带动腿部向上抬离地面，使身体呈弓状，顺畅自然地呼吸，保持数秒钟。

Step4： 呼气，先让上半身缓缓着地，使下巴点地、脚后跟触臀，继而放开双手，双腿还原至初始位置。

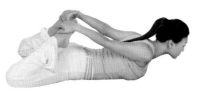

"孕"动注意事宜

　　腰部力量缺乏锻炼的女性，可以用手部带动向上伸展，肩胛骨尽量相触。此体式需要慢慢练习，切勿急进。此外，背部和脊椎受过伤的人不宜练习。

3.男性孕前身心调理

　　瑜伽是一种身心合一的运动，男女都适宜。如果被瑜伽动作表面的柔性所迷惑而拒绝练习，对很多男性而言无疑是一种损失。瑜伽不仅可以减压，增强身体功能，让身体更柔韧，同时还给人一种来自内心的力量。

摩天式——驱除忧郁心情

难度指数：★ ★ ★

最佳练习时间：上午 10 点、下午 5 点

建议练习次数：2 次

呼吸方式：腹式呼吸

运动介绍：

摩天式可以消除由神经紧张引起的疲劳感，驱除忧郁心情，令备孕男性变得心胸开朗、心态积极；另外它还有助于促进血液循环，防治便秘。

运动教学

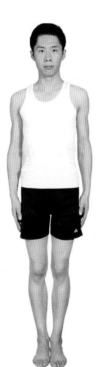

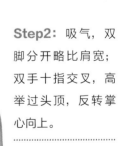

Step1：直立站好，双腿并拢，挺直腰身，双臂在身体两侧自然下垂，目视前方，自然呼吸。

Step2：吸气，双脚分开略比肩宽；双手十指交叉，高举过头顶，反转掌心向上。

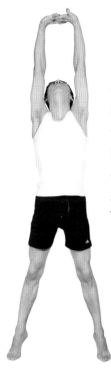

Step3: 踮起脚跟，使整个身体向上伸展，头向后仰，眼睛看向双手；屏气，保持此姿势 5 ~ 10 秒钟。

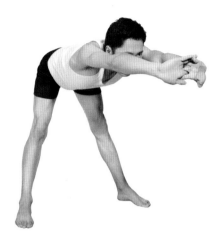

Step4: 呼气，脚跟落地，上身弯腰，与双腿呈 90 度，躯体保持平直；双脚不动，以腰为轴，上身左右转动，自然呼吸；旋转 3 ~ 5 次，还原直立站姿。

"孕"动注意事宜

举手向上，踮起脚跟时，要尽量提升身体，充分感受脊椎的延伸感，同时注意保持平衡；做弯腰转动的动作时，上身应平行于地面；手掌始终反转。

坐山式——增强双肩的灵活性

难度指数：★★★

最佳练习时间：上午 10 点、下午 5 点

建议练习次数：2 次

呼吸方式：腹式呼吸

运动介绍：

坐山式可以舒缓肩颈的僵硬感，使呼吸畅通，振奋精神；还可缓解肩部的风湿疼痛，增强双肩的灵活性，并让胸部得到完全扩展，美化胸部曲线。

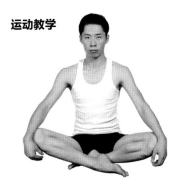

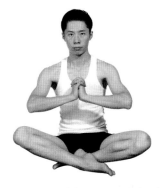

Step1： 以简易坐姿坐好，双手垂放在膝盖处，挺直腰背，目视前方，自然呼吸。

Step2： 抬起双手，屈肘，十指在胸前交叉；放松身体，但脊背保持笔直，双肩平稳不动。

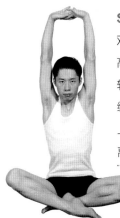

Step3： 吸气，双臂向上伸展，高举过头顶，并反转掌心向上；双臂绷紧，尽量用力向上伸展，但臀部不离开地面。

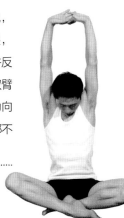

Step4： 呼气，低头，下巴尽量靠近胸锁骨；腹部收缩，双臂仍向上挺，脊背保持挺直状态。

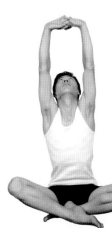

Step5： 吸气，头部往后仰，眼望双手；呼气时再次低头。像这样配合呼吸反复练习数次。

"孕"动注意事宜

练习过程中保持脊背挺直，不要含胸，把注意力放在双肩和胸部上；两臂尽量向高处伸展，保持深长而平稳的呼吸；用半莲花坐姿来练习效果更好。

天鹅式——放松全身肌肉

难度指数：★★★

最佳练习时间：上午10点、下午3点

建议练习次数：2次

呼吸方式：腹式呼吸

运动介绍：

天鹅式可以柔韧腿部、腰部、肩背部、颈部，使全身肌肉放松柔软，富有弹性，同时置换内心负面意识，植入积极向上的意念。

运动教学

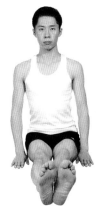

Step1： 坐好，双腿伸直，脚尖并拢；目视前方，腰背挺直，两手放在身体两侧，自然呼吸。

Step2： 右腿屈膝，小腿往回收，脚跟紧贴在左大腿处；左腿向后向左摆，膝盖微屈；右手撑地，左手扶在左腿腘窝处。

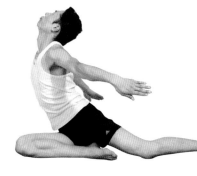

Step3： 吸气，向右扭转身体，头部和胸部后仰到极限；双臂向后摆，整个身体像一只展翅翱翔的天鹅；保持姿势数个呼吸时长，呼气时还原坐姿。做反方向动作，反复练习。

"孕"动注意事宜

做头部和胸部后仰动作时，上身向前倾，双肩打开，双臂尽量向后伸展，要有意识地想象自己是一只昂首展翅的天鹅，以驱除脑海中的负面情绪。

飞鸟式——增强呼吸系统的功能

难度指数：★★

最佳练习时间：上午 10 点、下午 5 点

建议练习次数：2 次

呼吸方式：腹式呼吸

运动介绍：

飞鸟式可以充分释放精神压力，缓解工作疲劳，让人感到精神饱满；可以减轻腰背的僵硬感，扩展胸部，增强呼吸系统的功能。

运动教学

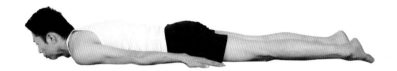

Step1： 俯卧，下巴点地，目视前方；双臂放在体侧，掌心向下；双脚略微张开，自然呼吸，放松。

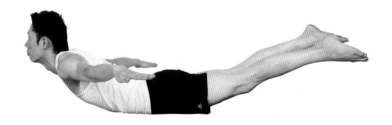

Step2： 吸气，腰腹部用力，双手向两侧打开，与双腿同时向上提；头部、胸部与双腿离地，腹部支撑身体，做飞翔的姿势；保持几个呼吸，呼气，还原，反复练习。

"孕" 动注意事宜

身体向上提时，头部尽量放松，膝盖要挺直，臀部收紧，注意力集中在胸部、手臂和腰部的伸展感上。

上犬式——改善脚部微循环

难度指数：★★

最佳练习时间：上午 10 点、下午 5 点

建议练习次数：2 次

呼吸方式：腹式呼吸

运动介绍：

这个体式收紧从脚部到肩膀的肌肉和关节，刺激脚部的毛细血管和淋巴进行排毒；同时还可以刺激脚部神经末梢，改善脚部微循环，使存留于脚底的代谢产物排出。

运动教学

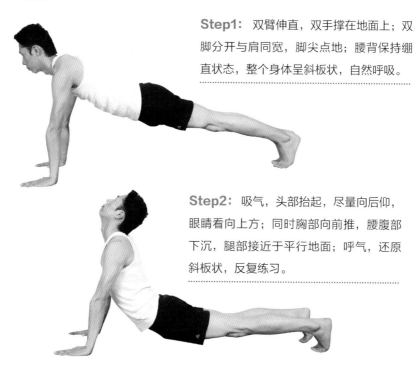

Step1： 双臂伸直，双手撑在地面上；双脚分开与肩同宽，脚尖点地；腰背保持绷直状态，整个身体呈斜板状，自然呼吸。

Step2： 吸气，头部抬起，尽量向后仰，眼睛看向上方；同时胸部向前推，腰腹部下沉，腿部接近于平行地面；呼气，还原斜板状，反复练习。

"孕"动注意事宜

做这个动作时，稳固双肩，肩胛骨内收；感觉身体略微有些向上推，胸部向上挺；夹紧臀部，注意不要把膝盖放在地面上，身体的重量应该只放在脚趾和手掌上。

侧角伸展式——增加胃肠蠕动

难度指数：★★
最佳练习时间：上午 10 点、下午 5 点
建议练习次数：2 次
呼吸方式：腹式呼吸

运动介绍：

侧角伸展式是一个经典的瑜伽动作，可令人精神振奋，还能消除腰部和臀部的脂肪，纠正腿形的缺陷，缓解坐骨神经痛以及关节疼痛，增加胃肠蠕动以促进消化。

运动教学

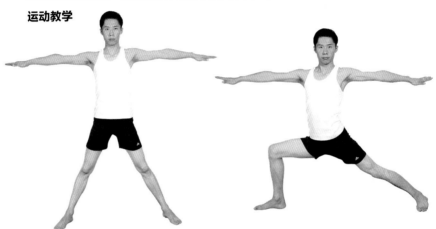

Step1： 站立，吸气，双脚分开约两个肩宽，双臂侧平举，手掌向下；腰背挺直，整个身体呈"大"字。

Step2： 右脚向外旋；右腿屈膝，右大腿平行于地面，与小腿垂直；左腿伸直。

Step3： 呼气，上身向右侧弯曲，右手放在右脚外侧；左臂向上伸展，眼睛看向左手；保持 3 ~ 5 个深呼吸时长，吸气时还原站姿。换方向做，反复练习。

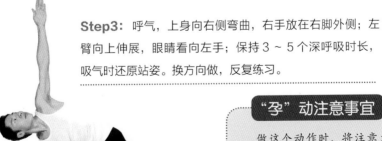

"孕"动注意事宜

做这个动作时，将注意力集中在身体的后部，尤其是脊椎，感觉身体每一个部分甚至于脊骨和每一条肋骨都获得完全伸展。

五、天使降临，好"孕"来了

好"孕"来了，你的小天使要降临啦！你甚至不敢相信，当你拿着你的"怀孕报告单"，一次又一次地确认，那一刻你是不是感到非常骄傲与自豪？你会情不自禁地感叹：我的小天使，我的生活将会从此因你而改变。

1.判断是否怀孕的方法

一般来说，备孕夫妻同房后最快10 天就能够用早孕试纸检测出自己是否怀孕了。下面，就向备孕女性介绍一下常用的验孕方法。

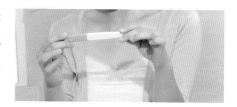

早孕试纸测试法

早孕试纸测试法是大多数备孕女性常用的一种检测方法，这种检测方法备孕女性在家就可完成。

准确度：★★★

验孕时间：月经过期当天，或在夫妻同房后 7 ~ 10 天检测。

验孕方法：收集尿液，将试纸条插入，5 分钟内便可以观察到结果。

备孕女性判断检查结果的方法如下。

阳性：试纸条上端和下端均有色带出现，表示备孕女性已怀孕。

阴性：只在试纸条上端出现一条紫红色带，而下端没有出现色带，表示备孕

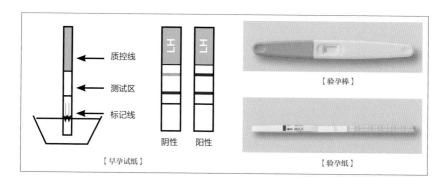

【早孕试纸】

质控线
测试区
标记线

阴性　阳性

【验孕棒】

【验孕纸】

女性未怀孕。

无效：试纸条上没有色带出现，表明试纸条无效。

注意事项：

①尿液以第 1 次晨尿为佳。

②在 5 分钟内读取测试结果，5 分钟后的结果无效。

③买试纸的时候请检查有效期。

④为了让结果更为可信，建议备孕女性最好在月经推迟 2 周后再做检测。

⑤若检测结果说明你怀孕了，先不要高兴，早孕试纸的准确率并非 100%。建议备孕女性最好再去医院检查一次，以确认自己怀孕。

⑥备孕女性还可以使用验孕棒在家自测，操作起来比早孕试纸更加简便。

尿妊娠检查

妊娠免疫试验十分简单。由于孕妈妈的尿液中含有绒毛膜促性腺激素，通过化验可以检查备孕女性尿液中是否含有这种激素，从而就可以确定备孕女性是否怀孕。

准确度：★★★★

检查时间：绒毛膜促性腺激素在停经 35 天后才有可能查出，50 天左右乃是最佳检测日期。

验孕方法：取清晨第 1 次小便 20 毫升左右做妊娠免疫检验，结果呈阳性就可以确定备孕女性已经怀孕。

注意事项：

①为了提高测试的准确度，备孕女性在测试前一晚应尽量少喝水。

②怀孕 60 天后若使用妊娠试验，最好结合 B 超检查，再次确认是否怀孕，以免误诊。

血 HCG 检查

相比于传统的尿液检验，血 HCG 检查更加准确，其准确率在 99% 以上，且能将检测时间提前。

准确度：★★★★★

验孕时间：性生活后 8 ~ 10 天。

验孕方法：通过检测备孕女性血液中的 HCG 值来判断是否怀孕。

注意事项：

①最好早上做血 HCG 检查。

②做此检查无须空腹及憋尿。

B 超检查

B 超检查可以确定备孕女性是否妊娠以及与停经时间是否相符，并及时发现胚胎发育情况。

准确度：★★★★★

验孕时间：最早可在孕 5 周检查。

验孕方法：B 超检查可以直接透过腹壁观察到子宫的大小，如果备孕女性成功受孕，就可以通过此检查观测到女性子宫内的胚胎以及胎心跳动。

注意事项：

①采用 B 超检查既方便又准确，还可以从屏幕上看到子宫里的小胚囊。

②可以有效确诊宫外孕，操作十分方便。

③临床所应用的 B 超，其探头发射的声强度较小，且其检查时间仅 5 ~ 10 分钟，对每个器官的探测时间更短，因此，B 超检查不会影响胎儿的发育和成长。

④女性在孕期不可无限制地做 B 超检查，做 B 超次数过多会影响胎儿的健康。一般来说，女性在孕期可以做 3 次检查：在孕早期应进行 1 次 B 超检查，以确定是否怀孕，并确定妊娠的天数。第 2 次 B 超检查应安排在怀孕 4 ~ 5 个月，以了解胎儿的发育状况，排除畸形。而在怀孕 7 个月以后，则要根据医生建议去医院定期做 B 超检查，以判断胎儿在子宫内的安危情况。

2. 官方认证：真的怀孕啦

虽然在家做早孕测试显示为阳性，但每一位备孕妈妈们都一定还是很担心，要进一步确认是不是真的怀孕。所以，即使已经通过试纸检测，显示怀孕了，也应该去医院再确认一下。

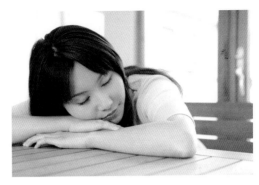

医院里查怀孕一般会做早孕抽血化验。早孕抽血检查之前需要注意以下 2 点。

1. 做检查时必须要采空腹血。空腹血就是早上醒来之后没有进任何的水和食物，距离上一餐至少 12 小时以上所抽取的静脉血。

2. 因为是抽取手臂上的静脉血，因此，去医院当天最好不要穿袖口太小或太紧的衣服。

3. 记得检查孕激素水平

确认已经怀孕了，在高兴之余可别忘了还要注意许多问题，其中重要的一项即是孕激素检查。

怀孕初期主要由黄体功能来分泌孕激素，如果黄体功能不足的话，就会使孕激素水平降低，会无法继续持续怀孕。出现这种状况，孕妈妈将出现先兆；流产，即下腹疼痛或阴道出血等症状。

出现了先兆流产症状，医生会开一些口服药治疗或孕激素注射液，主要是为了帮助提高身体内孕激素水平。孕激素能抑制子宫收缩，以免影响胎儿的发育，从而保证妊娠的顺利进行。

整个孕期都会受到孕激素的影响，为了安全，一旦确定怀孕，最好做一下孕激素检查，以便发现问题后及时治疗。

4. 怀孕后见红怎么办

是许多孕妈妈在怀孕初期会有的一种状况，令孕妈妈很是担忧。其实，孕早期见红的原因有许多，有一些是正常的生理反应，无须担心，但有一些却暗藏危险。

孕卵植入性出血

主要是由于孕卵着床或引起孕卵植入性出血。这是一种生理反应，并不会影响到身体状况和胎儿的生长发育。所以无须紧张和害怕，也不用特殊治疗。

黄体功能不足

得到内分泌激素的支持，受精卵才能正常地生长发育。受精之后，最主要的激素就是孕激素，黄体酮分泌不足，就会导致子宫内膜分泌准备不足，妨碍孕卵植入，会导致孕卵不能着床或者着床后不能继续发育。

因黄体功能不足而导致的阴道见红，一般是会出现少量阴道出血，量比月经期少，血呈鲜红色。如果确诊是黄体功能不足而引起的阴道见红，只要卧床休息，适当注射黄体酮即可。

绒毛膜下产生流血

孕早期见红，也有可能是绒毛膜下产生流血。绒毛膜下产生流血的主要原因是子宫壁与胎儿外围的绒毛膜有轻微的分离，外侧便出现了流血现象，因此引起阴道出血。出现这种现象，胎儿吸收营养会受到一定的影响，但是不会危及生命。通过休息和静养，就能减少或停止出血的现象。

流血多、腹痛要当心

怀孕后如果出现比较大的出血量，或出现腹痛症状，则有可能是先兆流产。所以，确定怀孕后出现了阴道出血现象，应该及时就医，必要时还需要住院静养保胎。

5. 怎样预防孕早期自然流产

预防孕早期自然流产，对于沉浸在怀孕喜悦中的孕妈妈来说，自然流产给身心带来的打击是不言而喻的。

自然流产的原因

胎盘问题：胎盘发育不全或绒毛变性，会导致胎盘功能减弱，或机体血液循环功能障碍，导致胚胎死亡。

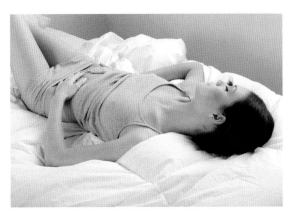

胚胎发育异常：如果夫妻双方有一方存在染色体异常，则会传至子代导致发育不良，诱发流产。

生殖器官异常孕：妈妈若存在子宫畸形等生殖器官病，可导致胚胎死亡。

不良饮食习惯：如长期吸烟、酗酒等可引起流产。

内分泌异常：如甲状腺功能减退等，可导致自然流产。

全身性疾病：如果患有全身性感染或高热，可引起子宫收缩，导致流产。

做好 5 点，预防自然流产。

卧床休息：一旦出现流产征兆，应卧床休息。

静养勿动：不能剧烈运动、做家务劳动，需要家人的格外体贴与照顾，尤其是另一半的呵护。

放松心情：自然流产是因孕妈妈大脑皮质下中枢兴奋亢进所致，神经系统的功能状态对流产起着决定性的作用，因此妊娠期精神要舒畅，避免各种刺激。

定期检查：在保胎的过程中，仍要定期去医院进行检查，不要盲目在家保胎。

自然流产不宜盲目保胎

对于自然流产，很多孕妈妈和医生都会习惯性用黄体酮保胎，这并非明智之举。因为导致自然流产的原因有很多，一味使用黄体酮对于非孕激素缺乏引起的自然流产并没有实际功效，而且孕早期大量使用黄体酮反而可能增加胎儿畸形的危险。

孕育生命本身是一个优胜劣汰的过程，如果胚胎本身存在问题，发育到一定程度就会被淘汰，这不可避免。

经过 B 超检查、血液检查等确诊是自然流产时，需要由医生及时处理，将子宫内残留物清理干净。对于曾有过自然流产的女性，应该将胚胎组织送检，以确定是否有染色体异常。

6. 宫外孕怎么办

宫外孕是一种相当危险的异常状况，其发生主要与输卵管的通畅程度有关，输卵管通而不畅是发生宫外孕的主要原因。所以一旦怀疑为宫外孕，应立即送医院救治。一经确诊应立即输血以补充失血，并进行开腹手术。

一般宫外孕后需要 1 年以后才能再次怀孕。怀孕前要先去医院进行系统的检查，如果盲目怀孕会有再次发生宫外孕的可能。

宫外孕的征兆

宫外孕的初期症状：经期稍微延迟时，下腹部突然疼痛出血，但症状也因人而异。

出血状况：一般最初的出血量很少，当受精卵在输卵管着床并破裂后，会引起大出血。

腹部肿胀和疼痛：最初是下腹部抽痛，随后肛门会有压迫感。

紧急处理方法：在救护车来到之前，孕妇应保持头低、脚高，不要乱动，防止出血。此时用毛毯等保温也很重要。

减少使用避孕药

避孕药会改变女性体内激素水平，从而会影响子宫和输卵管的内部环境。如果打算怀孕，最好提前一段时间停止使用避孕药，并进行孕前检查，之后再怀孕。

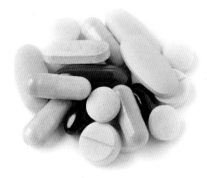

戒烟酒

吸烟者患宫外孕的概率要高于非吸烟者，因为烟草中的尼古丁可改变输卵管的纤毛运动，并引起体内免疫功能低下。而长期喝酒或突然大量喝酒的妇女，输卵管腔也会发生变化。

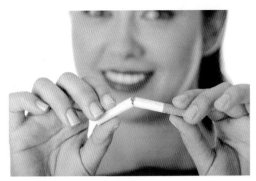

炎症治疗要及时彻底治疗女性多多少少都会患上某些炎症，要及时彻底治疗，不然可能会成为慢性炎症。

注意个人卫生

在经期、产后等特殊时期，一定要预防感染，勤换洗贴身衣物。最好从青春期就开始保健，对预防宫外孕十分有益。

尽量避免流产手术

流产手术会加大患附件炎、盆腔炎的概率，而这些炎症也会加大宫外孕的发生概率。